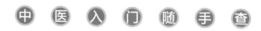

中医入门随手查

中医望诊
轻松学

王桂茂　主编

全国百佳图书出版单位

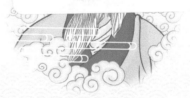

化学工业出版社

·北京·

图书在版编目（CIP）数据

中医望诊轻松学 / 王桂茂主编 . —北京：化学工业出版社，
2021.9（2024.9 重印）
（中医入门随手查）
ISBN 978-7-122-39600-6

Ⅰ.①中… Ⅱ.①王… Ⅲ.①望诊（中医）-基本知识 Ⅳ.
① R241.2

中国版本图书馆 CIP 数据核字（2021）第 149385 号

责任编辑：王新辉　　赵玉欣　　　　装帧设计：关　飞
责任校对：张雨彤

出版发行　化学工业出版社
（北京市东城区青年湖南街 13 号　　邮政编码 100011）
印　　装：涿州市般润文化传播有限公司
880mm×1230mm　1/64　印张 3¾ 字数 130 千字
2024 年 9 月北京第 1 版第 2 次印刷

购书咨询：010-64518888

售后服务：010-64518899

网　　址：http：//www.cip.com.cn

凡购买本书，如有缺损质量问题，本社销售中心负责调换。

定　　价：29.80 元　　　　　　　　版权所有　违者必究

前言

　　《难经》有云：望而知之谓之神，闻而知之谓之圣，问而知之谓之工，切而知之谓之巧。这是中医看病的几个境界，看一眼就知道你有什么病的，就跟神仙一样，很厉害；听声音就知道你有什么病，就跟圣人一样，也很厉害；需要问，才能把病问出来，说明这医生很有功夫；需要切脉把病瞧出来的，说明这医生也是很巧妙的。

　　由此可见，望诊居四诊之首，如能掌握要领，可以望而洞悉病情，古人认为这是最高明的医生！我们都熟知"扁鹊见蔡桓公"的故事，扁鹊只需一看，就知道蔡桓公得了什么病，病得有多重。这种神奇的诊病方式就是中医的望诊。

　　医生望诊时究竟需要看什么呢？他们通过整体望诊、头面望诊、手足望诊，观察人的神、色、形、态、舌像、络脉、皮肤、五官九窍等的异常，以了解内在脏腑气血病变之所在，做到疾病的早预防、早发现、早治疗。

　　本书为《中医望诊一学就会》的修订版，采用图文相辅的形式，让零基础的人也能读得懂、学得会！

　　这里提醒读者朋友：中医诊断疾病需"望闻问切"结合，如果你通过本书的知识发现一些可能存在的健康问题，应就医取得帮助，请勿擅自自行诊断甚至用药。

王桂茂

2021 年 5 月于上海市中医院

目录

上篇：整体望诊

瞳孔变形、瞳孔缩小、瞳孔散大、瞳孔
大小不一、目睛凝视、昏睡露睛、眼睑
变形

反射区、颈项反射区、甲状腺反射区、眼反射区、耳反射区、斜方肌肺及气管反射区、脾反射区（左足）、心反射区（左足）、胆反射区（右足）、肝反射区（右足）、腹腔神经丛反射区、胃十二指肠反射区、胰反射区、小肠反射区、结肠反射区、生殖腺反射区、子宫前列腺反射区、髋关节反射区、脊柱反射区（颈椎、胸椎、腰椎、骶椎）、坐骨神经反射区、尾骨反射区、肛门直肠反射区（内侧）、肘关节和肩关节反射区、膝关节反射区、下腹部反射区、扁桃体反射区、上颌下颌反射区、乳房（胸）反射区、上下身淋巴结反射区、内耳迷路反射区、胸淋巴结反射区

附录：常见症状辨病

专题一：健康问题一眼看穿

人的体表和五脏六腑关系密切，如果脏腑功能有变化，必然反映于神、色、形、态等方面。

望诊就是观察全身和局部情况，以获得与疾病有关的信息资料，作为分析内脏病变的依据。

五体、五官与五脏相对

五脏六腑与体表由十二经脉贯通在一起，又分别与全身的筋、骨、皮、肉、脉(五体)相配。

肺主皮毛，肝主筋，脾主肌肉，心主血脉，肾主骨。鼻为肺之窍，目为肝之窍，口为脾之窍，舌为心之窍，耳为肾之窍。

因此，观察体表和五官形态功能的变化征象，可推断内脏的变化。

精、气、神体现精气的盈亏

望诊不仅可诊察内脏病变，还可了解人体精、气、神的动态变化情况。精、气、神的变化主要表现在头部和双目，还反映于全身形态、语言气息、面部色泽，乃至脉象、舌象等方面。

精充、气足、神旺，是健康的征象；精亏、气虚、神耗，则是疾病的表现和原因。

望诊——由局部窥全身，由外表窥脏腑

望诊包括精神、气色、形态的望诊，舌的望诊及排出物的望诊等。

望精神是通过神志状况、面目表情、语言气息等观察人的精神状况，以判断机体气血阴阳的盛衰和疾病的轻重。

望气色是观察人体皮肤的颜色、光泽，来了解气血的盛衰和疾病的发展变化。

望形态是通过观察外形来了解五脏强壮或衰弱。

由于人体暴露在外的部分主要是头面、手足，所以望精神、望气色、望形态主要集中在这些部位。

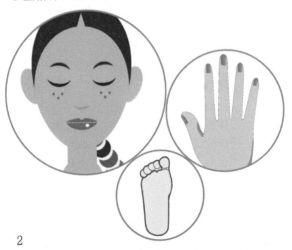

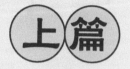

上篇

整体望诊

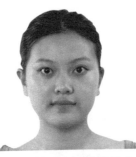

望神——精气神是健康的统帅

望神就是观察人体生命活动的外在表现，即观察人的精神状态和功能状态。

神是生命活动的总称，有广义和狭义之分：广义的神，指整个人体生命活动的外在表现，可以说神就是生命；狭义的神，乃指人的精神活动，可以说神就是精神。望神应包括这两方面的内容。

神是以精气为物质基础的一种功能状态，是五脏所生之外荣。望神可以了解五脏精气的盛衰和病情轻重与预后。

神与形是密切相关的，形神不可分离。因此，结合形体观察神的盛衰，是望神的基本原则。

神与情志也密不可分。情志包括喜悦、愤怒、忧郁、思虑、悲哀、恐惧、惊乱等。情志的活动与脏腑气血密切相关。观察神志，可以了解脏腑功能的强弱和气血的盛衰。

🔍 神与形体

☞ 形神兼备

外形健壮，肌肉坚实，身材匀称，面色红润有光泽，目光明亮有神，精神饱满，体力充沛，毛发润泽光亮，动作灵活，反应敏捷。

提示其人脏腑充实，功能健全，气血旺盛，不易为邪气所伤，即使生病，也易于治疗。

☞ 形盛神惫

形体充盛，骨骼粗壮，但精神萎靡，目光黯淡无神，面容憔悴无华，表情淡漠，动作缓慢，反应迟钝，语言低微，动则气短。

提示患者正气已衰，邪气较盛，治疗难度较大，预后亦不太好。

☞ 形羸神充

久病患者，形体羸弱，肌肉瘦削，语言清亮有力，呼吸气粗有声，目光有神，精神尚佳，或呈异常亢奋状态。

提示患者阴血亏损，邪气充盛，其病亦属逆证，治疗难度较大，预后有时欠佳。

☞ 形神俱衰

形态消瘦羸弱，精神萎靡，面容憔悴，表情淡漠，毛发干枯，目光黯淡无神，言语低微，懒于动作。

提示患者阴阳气血俱虚，而且病程较长，预后不良。

🔍 察神之要

☞ 神机

　　神机指生命活动的表现和机转，提示人体正气的盛衰和病邪的消长。察神之要，首在神机。

神机旺盛

　　神机旺盛的人，精力充沛，形体健壮，目光有神，表情丰富，动作灵活，反应敏捷，生机勃勃。

神机衰微

　　神机衰微的人，形羸体弱，精神萎靡，目光黯淡，表情呆滞，动作迟缓，步履蹒跚，反应迟钝，甚则神昏嗜睡，极度消瘦，形羸色败。

专家提示

　　神机旺盛说明人的阴阳气血尚充，邪气不甚，脏腑功能无严重损伤。神机衰微提示邪气较重，正气耗伤明显，脏腑功能亦处于严重低下衰退状态。

☞ 神光

　　神光即精神，反映脏腑气血的盛衰和邪气的强弱。

神光充足

　　神光充足的人，神志不乱，精神饱满，语音有力，呼吸平稳，思路清晰，反应敏捷。

神光不足

神光不足的人，精神萎靡，语音低微，表情淡漠。嗜卧，懒于动作，甚则神志不清，喃喃独语。

专家提示

神光充足提示人的气血未衰，脏腑充盛，邪气不甚，病情较轻。神光不足提示人的气血耗损，脏腑功能衰退，邪气较甚，病情严重。

☞ **神采**

神采主要指颜面、皮肤、头发、目光等有无光彩。神采是脏腑功能和气血盛衰的反映。

神采飞扬

神采飞扬的人，面色红润光泽，两目清灵，奕奕有神，毛发润泽发亮，面部表情丰富，神情欢愉，皮肤润泽，富有弹性。

神衰无采

神衰无采的人，面容憔悴，目光黯淡无神，毛发枯萎晦暗，表情呆滞，精神萎靡，肌肤干枯皱褶。

专家提示

神采飞扬提示人的脏腑功能健旺，气血充盛，虽病亦轻，预后良好。神衰无采提示人的气血不足，脏腑衰败，邪气较甚，病情较重，预后较差。

🔍 望神之法

👉 得神

得神又称有神，是精充气足神旺的表现；在病中，则虽病而正气未伤，是病轻的表现，预后良好。

得神多表现为精神饱满，目光灵活，反应灵敏，语言清晰，面色润泽，呼吸平稳，脉象和缓有力。

专家提示

病中得神提示人的正气尚未虚损，邪气亦不甚严重，病情较轻，预后良好。治疗时应以祛邪为主，根据具体病证，选用相应的治法。

👉 少神

少神也称神气不足，是轻度失神的表现，与失神状态只是程度上的区别。少神介于有神和无神之间，常见于虚证患者，所以较为多见。

少神多表现为精神不振，健忘困倦，声低懒言，怠惰乏力，动作迟缓等。少神多属心脾两亏或肾阳不足。

专家提示

少神提示人的正气亏虚。少神是轻度失神的表现，常见于虚证患者，是正气不足的缘故。治疗时应益气养血、健脾补肾。

☞ 失神

失神又称无神，是精损气亏神衰的表现。病至此，已属重笃，预后不良。

失神多表现为精神萎靡，神情恍惚，目光呆滞，反应迟钝，言语低微，面色无华，肌肉瘦削，或二便失禁。

精亏神衰之失神

精神萎靡，面色无华，两目晦暗，呼吸气微或喘促，语言错乱，形体羸瘦，动作艰难，反应迟钝，甚则神志不清。提示正气大伤，精气亏虚，属病重。

邪盛神乱之失神

高热烦躁，四肢抽搐；或神昏谵语，循衣摸床，撮空理线；或猝倒神昏，两手握固，牙关紧急。提示邪气亢盛，热扰神明，邪陷心包；或肝风夹痰蒙蔽清窍，阻闭经络，属病重。

专家提示

失神提示人的正气已虚，脏腑功能衰退，邪气较甚，病情严重，预后较差。治疗时应扶正祛邪，根据具体病证，选用相应的治法。

☞ 假神

假神俗称"回光返照"，是生命垂危患者出现的精神暂时好转的假象，并非佳兆。

假神多表现为久病重病之人，本已失神，但突然精神转佳，目光转亮，言语不休，想见亲人；或病至语声低微断续，忽然响亮起来；或原来面色晦暗，突然颧赤如妆；或本来毫无食欲，忽然食欲增强。

专家提示

假神提示人的精气极度衰竭，正气将脱，阴不敛阳，虚阳外越，阴阳即将离决，属病危。治疗时应回阳固脱。

假神之所以出现，是由于精气衰竭已极，阴不敛阳，阳虚无所依附而外越，以致暴露出一时"好转"的假象。这是阴阳即将离决的表现，古人将其比作"残灯复明"。

●**假神与病情好转的区别**——假神的出现比较突然，其"好转"与整个病情不相符，只是局部的和暂时的，病情很快恶化。由无神转为有神，是整个病情的好转，有一个逐渐变化的过程。

神乱

神志异常，精神错乱，妄作妄动，胡言乱语，弃衣而走，登高而歌，毁物伤人。

神乱多见于癫狂等精神疾病，与强烈的精神刺激、头部外伤、火热邪气侵袭等有关，多为火热、痰热、气滞、血瘀等所致。

专家提示

治疗时应清热开窍，行气化痰，活血化瘀。

神呆（淡漠痴呆）

神情呆滞，精神恍惚，沉默寡言，多静少动，状如木偶，反应迟钝，智力低下，语音低怯，或喃喃独语，言语重复错乱，举止行为失常。

神呆多见于癫病、痴呆等患者，与情志不遂、思虑过度、惊恐刺激、久病耗损、老年体衰、先天禀赋薄弱、肝肾不足及头部外伤等有关，常为痰湿、气滞、血瘀、气血亏损等所致。

专家提示

治疗时应补肾健脾，疏肝开窍。

神昏

神志模糊,不省人事,甚至昏睡不醒,呼之不应。

神昏多见于中风、热病、热入血室等,病情较严重。其病因与热邪侵袭、阴虚阳亢、气血上逆、闭塞心窍等有关,多为热入心包或痰热、痰湿闭窍或肝肾阴虚、瘀血乘心、腑热积滞所致。

专家提示

治疗时应清热开窍,化痰活血,平肝潜阳。

嗜睡

又称"但欲寐"。精神萎靡,不分昼夜,时时欲睡,呼之能醒,醒后复睡,喜静少动,行动迟缓,反应迟钝,有些病人还可伴面色无华、蜷缩不语。

嗜睡多见于久病、大病之中,或老年肾精肾气大衰之时,与精气虚衰、痰浊蒙闭有关,主要为阴阳俱衰、湿浊内蕴、阴盛阳虚等所致。

专家提示

肾虚嗜睡,治疗时应补肾益精;阳虚湿困而嗜睡,治疗时应助脾化湿。

淡漠

　　神情淡漠，面色无华，目光黯淡，对周围事物缺乏兴趣，言语低微，少言寡语，喜静恶动，有时可伴举止行为失常、神情呆滞、语音错乱、被动体位等表现。

　　淡漠多见于癫病、痴呆或脏腑阴阳气血严重虚损的患者，与情志刺激、久病耗损、头部外伤等有关，多为痰湿、血瘀、气滞、气血阴阳虚损等所致。

专家提示

　　治疗时应补益脏腑，行气化痰活血。

躁扰

　　神情不安，急躁易怒，坐卧不宁；或见面赤气粗，身热苔黄；或有面色㿠白，颧赤如妆；或见形体消瘦，舌红而小，舌苔剥脱。

　　躁扰既可见于急性热病，也可见于内伤杂病过程之中，多与邪气扰乱心神有关，常为火热、阴虚、痰热、血瘀、虚阳外越等所致。

专家提示

　　邪热躁扰者，治疗时应清热除烦；阳虚躁扰者，治疗时应回阳救逆。

喜笑不休

既无喜乐之事，又非高兴之时，而患者神志异常，喜笑不休。病人或伴面赤舌红，口舌生疮；或见形体消瘦，颧赤少苔；或表现为狂躁妄言，急躁好动，口角流涎。

喜笑不休多见于癫狂病人，或为火热，或为痰热，或属肾水亏虚、心火上浮，或为心气神乱、涣散不收。

专家提示

治疗时应清心涤痰，滋水降火。

怒骂呼叫

轻则急躁易怒，动辄大发雷霆；重则神志异常，怒骂呼叫，不能自制。

怒骂呼叫多见于狂证，多属火热、痰热和气血逆乱等。

专家提示

治疗时应清肝泻肝，清热化痰降逆。

忧愁不解

虽无忧虑之事，患者却神情忧郁，满脸愁容，心事重重，对周围事物缺乏兴趣，终日心不在焉，唉声叹气。

忧愁不解常与心情不畅、忧愁气结有关，多为气滞、气虚。

专家提示

治疗时应疏肝益肺，助脾养心。

终日歌吟

神志异常，表情呆滞，终日歌吟，东游西荡，不能自持，衣履不整，不知自理，面垢萎黄。

终日歌吟的病位与脾、心两脏有关，多为痰湿气滞。

专家提示

治疗时应健脾行气，化痰开窍。

喜哭善悲

面容憔悴，神情悲哀，虽无哀痛之事，却常悲伤欲哭，眼泪汪汪，难以自制，语音低怯，短气叹息。

喜哭善悲多与脏气虚损和过度的心理创伤有关，多为气虚、血虚。

专家提示

治疗时应补肺养心，益气养血。

思虑过度

终日沉默寡言，心事重重，即便琐碎小事，亦反复考虑，思虑绵绵，饮食睡眠无得安时，面容憔悴，面色萎黄。

思虑过度多与精神过度刺激、长期思考过度有关，多为气血两虚、气机郁滞所致。

专家提示

治疗时应益气养血、补益心脾。酌情选用归脾汤、人参养荣丸一类方药。

惊悸不安

心神不安，神色慌张，坐卧不宁，面色无华，遇事易惊。

惊悸不安多由久病耗损、脏气亏虚或惊恐等强烈精神刺激所致，多属气虚、血虚、痰火等。

专家提示

治疗时应益心养肝，清化痰热，镇定安神。

担心恐惧

虽无恐惧之事，亦无违法乱纪行为，但恐惧异常，胆小不安，神色慌张，行为鬼祟，如人将捕之，甚则终日需人陪伴，不能独处。

担心恐惧多与脏气虚损、思虑过度、恐吓惊吓等因素有关，多为气虚、精虚、血虚、痰湿等所致。

专家提示

治疗时应补肾养心，益气养血，温胆化痰。

望色——五色诊健康

　　望色就是医者观察患者皮肤颜色与光泽的一种望诊方法。

　　皮肤的颜色和光泽，是脏腑阴阳气血的外荣。脏腑功能健旺，阴阳气血充盛，则肤色正常，明润光泽。观察肤色可以了解脏腑气血状况和邪气侵袭的有关情况。

　　颜色就是色调变化，光泽则是明度变化。古人把颜色分为五种，即青、赤、黄、白、黑，称为五色诊。五色诊的部位既有面部，又包括全身，所以有面部五色诊和全身五色诊，但由于五色的变化在面部表现最明显，因此，常以望面色来阐述五色诊的内容。

　　肤色望诊主要通过观察皮肤颜色和光泽的变化，审视病色的善恶、浮沉、清浊、泽夭、散抟和顺逆情况，进而判断病证的病因、病位和证候性质。

🔍 健康的常色

常色是人在正常生理状态时的面部色泽。常色又有主色、客色之分，其共同特征是：明亮润泽、隐然含蓄。

☞ 主色

所谓主色，是指人终生不改变的基本肤色、面色。由于民族、禀赋、体质不同，每个人的肤色不完全一致。我国人民属于黄色人种，一般肤色都呈微黄色，所以古人以微黄为正色。在此基础上，有些人可有略白、较黑、稍红等差异。这种由于先天禀赋不同和人种因素造成的肤色差异，属于生理现象。

☞ 客色

人与自然环境相应，由于生活条件的变动，人的面色、肤色发生相应变化，叫作客色。例如，随四季、昼夜、阴晴等变化，面色亦相应改变。再如，由于年龄、饮食、起居、寒暖、情绪等变化，也可引起面色变化，也属于客色。以上因素导致的肤色变化，亦属于生理范畴，是暂时的、可逆的。

🔍 不健康的病色

病色是指人体在疾病状态时的面部颜色与光泽，除健康的常色之外，其他一切反常的颜色都属病色。病色主要有青、黄、赤、白、黑五种，发绀也比较常见。

☞ 黄色——主湿证、虚证

黄色是脾虚湿蕴的表现。脾主运化，若脾失健运，水湿不化，泛溢肌肤；或脾虚失运，水谷精微不得化生气血，致使肌肤失于充养，则见黄色。

面黄可分为阳黄、阴黄、苍黄、萎黄、枯黄等。

阳黄

黄而鲜明如橘皮色者，常伴发热和烦渴，属阳黄，为湿热熏蒸所致。

阴黄

黄而晦暗如烟熏者，属阴黄，为寒湿阻滞所致。

专家提示

面色阳黄，治疗时宜清热利湿退黄。

面色阴黄，治疗时宜温阳利湿退黄。

突然加重的面色变黄，表明肝、胆有病，胆汁代谢出现异常，最常见的是巩膜先出现黄染，尔后随着病情加重而出现面部变黄。

苍黄

肤色苍黄，腹胀如鼓，腹部青筋暴露，形态瘦削，颜面、颈胸部见有红丝赤缕，如蟹爪状。

专家提示

治疗时应健脾疏肝、活血行水。

萎黄

肤色淡黄，枯槁不泽，神疲少气，面容憔悴，毛发枯萎稀疏，语音低弱，两目无黄染。多因脾胃虚弱、气血不能上荣所致。

专家提示

治疗时应健脾养血安神。

枯黄

肤色黄而干枯，缺乏弹性，消瘦，舌红少津，两目不黄。

专家提示

治疗时应清胃养胃，滋阴养血。

黄胖

　　周身肤色浅黄带白，颜面四肢虚浮，两目不黄，眼结膜苍白，唇、舌、指甲苍白，神疲倦怠，懒于动作，甚则毛发枯萎。黄胖多属脾虚失运、湿邪内停所致。

专家提示

　　治疗时应健脾祛湿，益气补血，杀虫驱虫。

黄疸

　　身目俱黄，或鲜明如橘色，或晦暗如烟熏状，尿黄而短，身困乏力，懒于动作。

专家提示

　　黄疸是由于外感时邪、饮食所伤、脾胃虚弱及肝胆结石、积块瘀阻等，导致胆液不循常道，随血泛滥引起的以目黄、身黄、尿黄为主要临床表现的一种肝胆病证。根据其病机，其治疗方法为祛湿利小便、健脾疏肝利胆。

小儿疳积发黄

肤色黄白，面色萎黄，毛发稀疏，腹大青筋，头大颈细，形赢体瘦，困倦喜卧，多与病后失调有关。

小儿疳积的病位主要在脾胃，有时也可涉及心、肝、肺、肾等，为中气虚损、气阴耗伤、饮食积滞、湿热内蕴等所致。

专家提示

治疗时应健脾益胃，消食化滞。

胎黄

主要表现为初生婴儿周身皮肤、两目、小便发黄，其色或浅或深，持续时间或长或短，并有可能伴随其他症状。

专家提示

病理性胎黄，治疗时宜清热解毒、利湿退黄。

新鲜浅色黄染，或时起时退的黄色，表明病证较轻，治疗也容易，预后良好。

食物如胡萝卜、橘子等，也可能引起面色发黄。少食或停食后，多半会慢慢恢复正常。

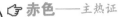

☞ **赤色**——主热证

气血得热则行，热盛而血脉充盈，血色上荣，故面色赤红。热证有虚实之别，实热证，满面通红；虚热证，仅两颧嫩红。

虚热证

虚热证患者，可见两颧潮红，口唇红赤，形体消瘦，语音嘶哑，或痰中带血，舌红而瘦，舌苔光剥。

专家提示

虚热证常关系到肺、肾等，病程较久，病情较重。治疗时应养阴清热。

戴阳证

戴阳证患者，可见面色㿠白，颧部时而浮现嫩红如妆现象，游移不定，精神萎靡，身缩蜷卧，呼吸短促，躁扰不安，下利清谷，舌淡苔白。

专家提示

若在病情危重之时，面红如妆者，多为戴阳证，是精气衰竭、阴不敛阳、虚阳上越所致，提示患者阴寒极甚而虚阳欲脱，是病情危重的征兆。治疗时应回阳救逆。

实热证

实热证患者，可见颜面和周身皮肤红赤，或伴有发热恶热、口渴饮冷；或见有红色斑疹；或伴有局部红肿，小便短赤，舌红苔黄。

专家提示

治疗时应清热泻火。

一氧化碳中毒

典型的一氧化碳中毒，患者可见嗜睡或昏迷，面色潮红或呈樱桃红色，呼吸急促，烦躁，多汗，瞳孔缩小、不对称或散大。

专家提示

迅速将病人转移至空气新鲜的地方，并给予吸氧等治疗。

虚热证和实热证的鉴别

1.两者都属于热证范畴，均有发热、口渴舌红、脉数等表现。

2.实热证以邪热有余为主，病势急重，可见高热面赤、烦渴多饮、舌红苔黄、脉洪数或滑数。治疗以泄为主。

3.虚热证以阴液亏虚为主，病势久缓，可见低热、五心烦热、盗汗、舌红少苔、脉细数。治疗以补为主。

☞ **白色**——主虚证、寒证、失血、亡阳

　　白色为气血虚弱不能荣养机体的表现。阳气不足，气血运行无力，或耗气失血，致使气血不充，血脉空虚，均可呈现白色。

　　面色㿠白而虚浮，多为阳气不足。面色淡白而消瘦，多属营血亏损。面色苍白，多属阳气虚脱，或失血过多。

阳虚证

　　阳虚证患者面色㿠白虚浮或青白晦滞，肤色苍白，肢体蜷缩，喜暖畏寒，常着较多衣物，精神萎靡，舌淡嫩、苔白润，痰涎、白带、粪便等分泌物、排泄物色白质稀。

专家提示

　　治疗时应扶阳抑阴。

血虚证

　　血虚证患者肤色白而无华，或黄白如鸡皮状，面、唇、舌、指甲苍白，面容憔悴，毛发枯萎。

专家提示

　　治疗时应补血养血。

气虚证

气虚证患者肤色淡白,面色㿠白无华,精神萎靡,少气懒言,行动迟缓,缺乏生气,舌有齿痕,苔白而润。

专家提示

治疗时应补气扶正。

寒证

寒证患者可见肤色青白,皮肤紧密,周身战栗,畏寒喜温,分泌物、排泄物澄澈清冷,舌淡苔白。

专家提示

治疗时应温阳祛寒。

阳气暴脱证

阳气暴脱证患者平素见有阳虚表现,又突然出现面色苍白、冷汗淋漓、汗出如珠、唇淡舌青,并可伴有呼吸急促不匀、两目上视等症状。

专家提示

阳气暴脱提示生命垂危,治疗时应回阳救逆、益气固脱。

青色——主寒证、痛证、血瘀证、惊风证、肝病

青色为经脉阻滞、气血不通之象。寒主收引主凝滞，寒盛而留于血脉，则气滞血瘀，故面色发青。经脉气血不通，不通则痛，故痛证也可见青色。青色多见于寒证、痛证、血瘀证及肝病等。

阳虚血瘀证

多见面色青灰，肤色青白，口唇青紫，舌淡而青或有瘀斑，畏寒喜温。

专家提示

治疗时应温阳活血通脉。

惊风

小儿惊风发作之前，多在眉间、鼻梁、口唇四周等部位出现青色。

专家提示

治疗时应退热止痉。小儿在高热之时，面部尤其是鼻梁及印堂处出现青紫色，是惊风发作的预兆，应即刻进行有效的治疗。

　　阴寒内盛证患者多见肤色青白，面色淡青，唇青，舌色淡，苔白而润，或有腹痛，或有四肢拘急，喜温畏寒。

专家提示

　　治疗时应温中散寒。

　　肝病患者肤色苍白，缺乏光泽，形体消瘦，腹部青筋暴露或腹大如鼓。

专家提示

　　肝病患者气机失于疏泄，气滞血瘀，面色也常见青色。治疗时应养肝疏肝活血。

●**面色发青的现代医学解释**——现代医学中，缺氧是导致面色发青的根本原因，所以一些缺氧性疾患如先天性心脏病、肺病、心功能不全等多有此面色出现，活动后更明显。还有一些疾病，如疼痛（包括平滑肌痉挛、胆绞痛等）也会引起面色发青，但此时病人已有严重症状，面色的变化只是一种伴随现象而已。

☞ **黑色**——主肾虚证、水饮证、寒证、痛证及血瘀证

黑为阴寒水盛之色。由于肾阳虚衰、水饮不化、气化不行，阴寒内盛、血失温养、经脉拘急、气血不畅，故呈现出面色、肤色偏黑的症状。

血瘀证

可见肤色暗黑而若鱼鳞，面色暗黑，或有斑片状色素沉着，舌质青暗，女性月经夹有较多血块。

专家提示

血瘀证由血液运行不畅、停滞瘀积所引起，治疗时应活血化瘀。

肾阴亏虚证

可见肤色黑而干瘦，颜面黧黑，耳郭焦枯，面容憔悴，精神疲惫，弯腰曲背，不耐疲劳，唇舌干枯。

专家提示

肾阴虚由肾脏阴液不足，肾阴滋养及濡润功能减弱所引起，治疗时应滋肾清热。

寒湿水停证

寒湿水停证患者可见肤色黑、面色浅淡，眼眶四周发黑，颜面、四肢浮肿，或有腹水、腹胀，小便短少，舌淡、苔白滑，甚则舌苔灰黑而润。

专家提示

治疗时应温阳散寒，除湿利水。

阳虚内寒证

可见肤色黑而暗淡，面色鳌黑或眼眶周围发黑，肢体蜷缩，畏寒喜温，常着较多衣物，舌淡嫩、苔白润，痰涎、白带、尿液、粪便等分泌物、排泄物清稀色白。

专家提示

治疗时应温阳驱寒。

●**面色变黑的其他原因**——面色变黑、灰暗、无光泽可能是药物毒性作用引起的，在停药或治疗后会很快恢复；也可能是慢性疾病的征兆，多属晚期重症肝、肾疾病的表现。因此，当发现面色逐渐变黑时，应进一步做全面体检。

☞ 发绀

发绀一般是氧的摄入不足，血氧饱和度降低的结果。发绀可出现在全身皮肤和黏膜处，但在皮肤较薄、色素较少、毛细血管丰富的血液循环末梢（如口唇、舌、口腔黏膜、鼻尖、颊部、耳垂、甲床等处）较易观察到。

血瘀证

可见唇甲发绀，肤色发绀，或见皮肤黯黑，肌若鱼鳞，舌有瘀斑，或伴有神情恐惧、焦躁不安、呼吸急促。

专家提示

治疗时应活血通脉。

寒凝血脉证

可见肤色绀青，唇紫，四肢发乌，阴囊收缩，舌卷发青，肢体蜷缩喜暖。

专家提示

寒凝血脉证提示病人病情较重，治疗时应温经散寒通脉。

中毒

可见口唇、指甲以及全身皮肤发绀，吐泻，嗜睡或烦躁不安，甚则昏迷、呼吸减慢，乃至死亡。

专家提示

因食用腌制不透的咸菜、腐烂蔬菜、河豚、巴豆、雷公藤等而引起的中毒，会出现发绀。治疗时应排毒解毒，针对具体中毒物质选择相应的解毒药物。

● **面色发绀的其他疾病**——心力衰竭、肺气肿、肺心病、先天性心脏病等都可以出现面部发绀；如严重呈铁青色，表示肺脏、心脏疾病严重，如肺结核晚期、肺心病合并肺部感染、重度心力衰竭等。

● **面色改变的其他因素**——外界环境、饮食、情绪突变等因素，也会造成一时性的面色改变，均不属于病色，面色会随着环境的改变、情绪的平稳而趋于正常。

此外，常见于老年人面部的褐色斑块——老年斑，以及孕妇面部的棕色对称斑片——妊娠斑，也都是正常的生理现象。

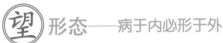

望 形态——病于内必形于外

🔍 望形体

　　人有高矮肥瘦之分，形有强弱刚柔之别，外在形体的强弱胖瘦与内在脏腑的坚脆盛衰是密切相关的。因此，观察患者的外形特征，可以推测脏腑的健康状况。

　　此外，某些形体肢节改变，往往是一些疾病的特殊表现。

　　望形体即望人体的宏观外貌，包括身体的强弱胖瘦、体型特征、躯干四肢、皮肉筋骨等。人的形体组织内合五脏，故望形体可以测知内脏精气的盛衰，内盛则外强，内衰则外弱。

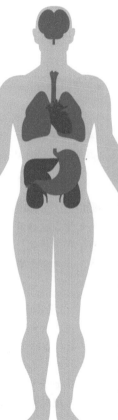

☞形体胖瘦

体肥而食少为形盛气虚，多肤白无华、少气乏力、精神不振。这类病人还常因阳虚水湿不化而聚湿生痰，故有"肥人多湿"之说。

体瘦而食少为脾胃虚弱。形体消瘦，皮肤干燥不荣，并常伴有两颧发红、潮热盗汗、五心烦热等症者，多属阴血不足、内有虚火之证，故又有"瘦人多火"之说。严重者，消瘦若达到"大肉脱失"的程度，卧床不起，则是脏腑精气衰竭的危象。

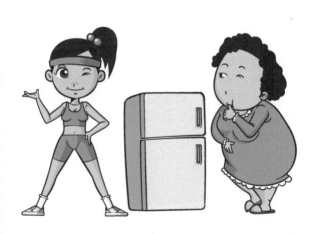

☞ 形体强弱

凡形体强壮者，多表现为骨骼粗大、胸廓宽厚、肌肉强健、皮肤润泽，反映脏腑精气充实，虽然有病，但正气尚充，预后多佳。

凡形体衰弱者，多表现为骨骼细小、胸廓狭窄、肌肉消瘦、皮肤干涩，反映脏腑精气不足、体弱易病，若病则预后较差。

☞ 体质形态

阳虚体质

形体虚胖或瘦弱，面色㿠白或清淡，神情倦怠，精神不振，行动迟缓，肌肉弛缓柔弱，平素喜暖畏寒，常着较多衣物。阳气不足的人常表现出情绪不佳，如肝阳虚者善恐、心阳虚者善悲。

阳虚体质的特点为阳气不足、阴寒易生，容易遭受寒湿邪气侵袭。病变多从寒化湿化，表现为阳虚内寒、阳虚湿阻、阳虚水停等脏腑功能低下和痰饮停聚病证。

专家提示

治疗时应温阳益气，可选用补阳驱寒、温养肝肾之品。

气虚体质

形体消瘦或偏胖，面色㿠白，语声低怯，常自汗出，动则尤甚，体倦健忘，舌淡苔白，脉虚弱。

专家提示

补气养气，因肺主一身之气，肾藏元气，脾胃为"气血生化之源"，故脾、胃、肺、肾皆当温补。

阴虚体质

形体消瘦，颧赤唇红，手足心热，潮热盗汗，心烦易怒，口干，头发、皮肤干枯。对外界环境适应能力表现为不耐热邪，耐冬不耐夏，不耐受燥邪。

阴虚体质的特点为阴精不足，阳气偏亢，易于遭受火热燥邪侵袭。病变多从热化燥化，多表现为阴虚、精虚、内燥、阴虚阳亢等类型。

专家提示

治疗时应滋阴潜阳，可选用养阴降火、滋补肝肾之品。

阳盛体质

形体多较盛壮，面部常见红赤，喜凉畏热，常着较少衣物，好动易发怒。

阳盛体质的特点为阳气偏盛而阴气偏衰，感邪易从热化火化，其病多见火热证候。

专家提示

阳盛体质者应保持情绪稳定，积极参加体育活动，忌辛辣燥烈食物，常用菊花、苦丁茶泡水喝。

阴阳平和体质

形体高矮胖瘦适中，行为举止落落大方，性格沉稳谦和，和悦可亲，对自然和社会环境有良好的适应能力。

阴阳平和体质的人不易为各类病邪所侵袭，若生病也多表现轻浅缓和，治疗只需根据常规原则处理即可。

专家提示

根据具体病因、病位和证候性质，选择相应的治疗方法。

☞ 体质五行

金型之人

肤色较白，面呈方形，头颅较小，肩背骨架偏小，腹部脂肪较少，手掌和足部较小。行动轻快敏捷，思维敏锐。秋冬时节身体状况良好，春夏两季则易于感邪发病。

金型体质的人阳气偏盛，主热，易患燥热性疾病。

专家提示

肺属金，治疗时应润肺生津。

木型之人

肤色苍青，头部较小，面部较长，肩部宽阔，背部平直，身材偏小，四肢手足灵活。勤于思考，易于忧虑。

木型之人秋冬季节易于感邪，容易发病。春夏时节，身体状况较好。就是《灵枢》所说的"能春夏不能秋冬，感而病生"。

专家提示

肝属木，治疗时应调肝疏肝。

水型之人

肤色较黑，面多皱纹，头颅较大，腮部较宽，肩部狭小，腹部较大，体形较胖，发密而黑，怕寒喜暖。水型之人秋冬时节身体状况较好，春夏季节则易于感邪生病。

专家提示

肾属水，治疗时应调肾益肾。

土型之人

皮肤偏黄，头呈圆形，头颅较大，肩背丰满而健美，腹部较大，大腿和小腿肌肉健壮，手掌和足部相对较小，全身肌肉丰满，上下相称。行步时步履稳重。土型之人秋冬两季身体状况较好，春夏时节易于感邪生病。

专家提示

脾属土，治疗时应调理脾胃。

肤色红赤，面色姣好，脸形尖瘦，头颅偏小，肩、背、髋、颅等部关节肌肉发育良好，手掌和足部相对较小。步履稳重，思想敏锐，性格急躁，好思多虑。

此类人易患心脏、血液、小肠等方面的疾病，春夏两季身体状况尚好，秋冬时节易于感邪生病。

专家提示

心属火，治疗时应养心调心。

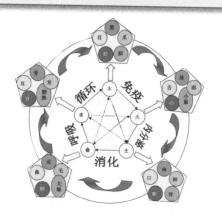

🔍 望姿态

　　人正常的姿态是舒适自然，运动自如，反应灵敏，行立坐卧各随所愿，皆得其中。患病时，由于阴阳气血的盛衰，姿态也随之出现异常变化，不同的疾病产生不同的病态。

　　望姿态，主要是观察病人的动静姿态、异常动作及与疾病有关的体位变化。如病人眼、睑、面、唇、指（趾）不时颤动，在外感病中，多是发痉的预兆；在内伤杂病中，多是血虚阴亏，经脉失养。

▷1 四肢抽搐或拘挛，项背强直，角弓反张，属于痉病，常见于肝风内动之热极生风、小儿高热惊厥、温病热入营血，也常见于气血不足之筋脉失养。此外，痫证、破伤风、狂犬病等亦致动风发痉。

▷2 战栗常见于疟疾发作，或外感病邪正相争欲作战汗之兆。

▷3 手足软弱无力，行动不灵而无痛，是为痿病。

▷4 关节肿大或痛，以致肢体行动困难，是痹病。

▷5 四肢不用，麻木不仁，或拘挛，或痿软，皆为瘫痪。

▷6 若猝然昏倒，而呼吸自续，多为厥证。

☞ 看坐姿

坐而喜伏，多为肺虚少气；坐而喜仰，多属肺实气逆；但坐不得卧，卧则气逆，多为咳喘肺胀，或为水饮停于胸腹。但卧不耐坐，坐则神疲或昏眩，多为气血双亏或脱血夺气。坐而不欲起者，多为阳气虚。坐卧不安是烦躁之症，或腹满胀痛之故。

☞ 看卧姿

卧时常向外，身轻能自转侧，为阳证、热证、实证；反之，卧时喜向里，身重不能转侧，多为阴证、寒证、虚证；若病重至不能自己翻身转侧时，多是气血衰败已极，预后不良。蜷卧成团者，多为阳虚畏寒，或有剧痛；反之，仰面伸足而卧，则为阳证热盛而怕热。

☞ 痛证的特殊姿态

以手护腹，行则前倾，弯腰曲背，多为腹痛，以手护腰，腰脊板直，转动艰难，不得俯仰，多为腰腿痛；行走之际，突然停步，以手护心，不敢行动，多为真心痛。蹙额捧头，多为头痛。

专家提示

如病人偎缩多衣，必恶寒喜暖，非表寒即里寒；病人常欲揭衣被，则知其恶热喜冷，非表热即里热。伏首畏光，多为目疾。

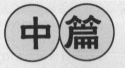

中篇

头面望诊

望 头面——健康晴雨尽在脸上

🔍 看额头

额头是指眉毛以上，发际线以下的部位，一般望诊参考的部位是中间的部分，也就是我们说的印堂附近。

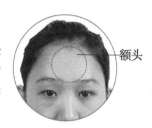

额头

☞ **颜色晦暗**——阳气虚或者脑缺氧

迷信的说法认为这样的人可能会有灾祸，其实是身体健康出了问题。

> **阳气虚**
>
> 怕冷喜热，尤其是四肢怕冷，小腹喜热；大便溏稀，小便清长；舌淡、苔白；女性月经量少，颜色淡红，少血块。

专家提示

饮食上多吃一些培补阳气的食物，如羊肉、狗肉、韭菜、泥鳅等，平时多注意保暖，加强运动。

脑缺氧

一般表现为头晕、头痛、耳鸣、眼花、四肢软弱无力，继之有恶心、呕吐，呼吸浅快而弱。

专家提示

大脑持续缺氧会危及生命，应立即就医，条件允许的应马上吸氧。

☞ **青筋凸显**——长期疲劳或头颈部血液循环不畅

身体其他部位出现青筋，也大多是疲劳和相应的部位血液循环不畅引起的。

长期疲劳

早衰，皮肤粗糙，四处青筋显现，大多身体消瘦，睡眠质量差，容易上火。

头颈部血液循环不畅

局部头痛，偶尔眩晕，嘴唇发绀，精神不易集中。

专家提示

多吃一些温补类的食物，如小米粥、各种瘦肉粥、大枣、藕、山药等，不宜大补。做一些简单的放松运动，保证充足的休息和睡眠。

☞ 长痘

长痘分为两种：一种是大而红的痘，是实火，调理方法为泻火；一种是小而淡的痘，是虚火，调理方法为滋阴。

实火

额头长大痘，表示心肺火旺，易咽干，精神压力过大，心情容易急躁。

虚火

额头长小痘，表示肺气虚，体质弱，呼吸气弱，舌红少苔。

☞ 长斑

中医认为，长斑多为肝郁脾虚、肝肾不足所致，当以补益肝肾、疏肝健脾为治；当肝失疏泄或情绪抑郁不舒时，则肝气郁结，易致气血不畅，影响血液循环，也可长斑。

脸上不同位置长痘的原因及对策

额头长痘：可能提示精神压力大，脾气差，造成心火和血液循环问题。应早睡早起，多喝水。

双眉间长痘：可能提示胸闷，心律失常，心悸。不要做太过激烈的运动，避免烟、酒、辛辣食品。

鼻头长痘：可能提示胃火过盛，消化系统异常。应少吃冰冷食物。

鼻翼长痘：可能与卵巢功能或生殖系统有关。多到户外呼吸新鲜空气。

右边脸颊长痘：可能提示肺功能失常。注意保养呼吸道，尽量避免芒果、芋头、海鲜等易过敏的食物。

左边脸颊长痘：提示肝功能不良，有热毒。注意作息正常，保持心情愉快，不要长期处在闷热的环境中。

唇周长痘：便秘导致体内毒素累积，或是使用含氟过量的牙膏。应多吃富含纤维的蔬菜、水果，调整饮食习惯。

下颌长痘：可能提示内分泌功能失调。女性多为月经来临之前的反应，要少吃冰冷的东西。

🔍 看眉眼

眉眼周围集中了心脏反射区、脑反射区、肺反射区、肝反射区、肾反射区和胸乳反射区。

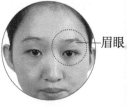

——眉眼

👉 发青长斑——胸乳疾病或肝肺疾病

胸乳反射区域在双侧内眼角与鼻梁之间，眉头部属于肺反射区，眉尾部属于肝反射区，若有异样可能说明对应脏腑出现了问题。

胸闷气短或乳房胀痛

双侧内眼角与鼻梁之间晦暗或发青，可能提示胸闷气短、经期时乳房胀痛。

乳腺增生或胸膜炎

上眼皮内侧有痣或此部位有粉痘状的突起，可能提示乳腺增生、胸膜炎。若女性内眼角部位有小包，可能提示乳腺增生或乳腺肿瘤。

肺功能不好

两眉头部位有痣或发白，可能提示咽喉炎或扁桃体炎，或胸闷气短，或肺有病。

肝部疾病

眉中央有痣，眼球发黄，且面色非常黄，是肝炎的表现。眉尾部太阳穴处有斑，可能提示肝功能减退。

49

☞ 出现深纹——心脏病、脑供血不足或肾虚

两眼角之间的鼻梁是心脏反射区域，两眉头之间是脑反射区域，眼角外侧属肾反射区，若出现较深的纹路，可能说明对应脏腑出现了问题。

心脏病

两眼角之间的鼻梁处出现横纹，或横纹比较明显，可能心律失常或心脏状况不好。

若出现的横纹深而且舌面也有很深的竖纹沟，可能是有比较严重的心脏病。

脑供血不足

两眉头之间出现竖纹，竖纹很深并且该部位发红，可能说明心脑血管供血不足，有头痛、神经衰弱、多梦、睡眠不良、心悸、烦躁等症状。

眼睛周围发暗，也可能说明大脑供血不足，易引起三叉神经痛及睡眠不良。

肾虚

眼角有很深的鱼尾纹，耳旁有竖褶，可能是肾虚的表现，可能有膀胱、生殖系统、性腺等部位的疾病。

专家提示

心脏病患者一般小肠功能不好，还能引发血管、脑、甲状腺、甲状旁腺等部位的疾病。

🔍 看两颊

　　健康人两颊红润、明亮、润泽、含蓄。青少年的两颊在一片红润之中可能略显青白，这是肾精肾气充足的征象，就像蚌里藏珠、璞中蕴玉。

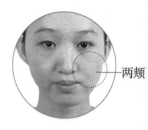

———两颊

👉 颧部灰黑——肾精不足或虚热

　　病色从颊部向颧部转移，颧部出现灰色、灰褐色，甚至黑褐色，严重者有色素沉着，可能肾脏出现了问题。

　　一般是肾精不足或者肾有虚热。常见症状为潮热、盗汗、五心烦热，出现这些症状的时候，就要考虑是否存在肾阴精不足、虚热。

👉 嘴角灰褐——肾气不足或虚寒

　　病色从颊部向内下方发展到口角，在嘴唇两边出现淡淡的灰色、灰褐色，甚至黑褐色，有一些轻重不等的色素沉着。

　　这可能是肾气不足或有虚寒。主要症状为身体寒凉，四肢尤其寒凉。四肢末端越凉，阳气越虚。

☞ **两颊娇红**——阴竭阳脱

老年人两颊出现娇艳的红色，就好像胭脂红色，说明病已经非常严重了。这是阴精虚亏于内，而阳气浮越于外的表现，是阴竭阳脱的先兆。

☞ **面白颧红**——虚热、肾亏

面白透出嫩红，眼圈发红，精神萎靡，舌胖而红、边有齿痕，苔白有红点、根黄腻，常为虚热、肾亏的表现。

☞ **面赤色聚**——阳盛发热或脾蕴湿热

主色面黄，两腮甚红，浮露抟聚，清而润泽，两目微赤，下唇肿起。常为阳盛发热、脏腑实热、气郁化火、脾蕴湿热的表现。

☞ **面削颧耸**——气血虚衰、精气耗竭

面部肌肉消瘦，两颧高耸，眼窝、颊部凹陷，又称面脱。因气血虚衰、脏腑精气耗竭所致，多见于慢性病的危重阶段。

☞ 口眼㖞斜——中风

突发一侧口眼㖞斜而无半身瘫痪，患侧面肌弛缓，额纹消失，眼睑不能闭合，鼻唇沟变浅，口角下垂，向健侧歪斜，为风邪中络所致。

口眼㖞斜兼半身不遂者，多为中风，为肝阳化风、风痰阻闭经络所致。

☞ 腮肿——外感温毒、热毒上攻或肿瘤 两颊下半部肿胀的表现

痄腮

腮部一侧或两侧突然肿起，逐渐胀大，边缘不清，按之有柔韧感及压痛，多兼咽喉肿痛或伴耳聋。因外感温毒之邪所致，多见于儿童。

托腮痈

若颏下颌上耳前发红肿起，伴有寒热、疼痛者，为发颐，或为托腮痈，因阳明热毒上攻所致。

腮腺肿瘤

耳下腮部出现肿块，不红不热者，多为腮腺肿瘤。

👉 面部浮肿——水肿

面部浮肿多见于水肿病，常是全身水肿的一部分。面部浮肿现象经常发生在血液循环障碍的人身上，这种浮肿在起床后活动一会儿后，就会慢慢自动消退。

不明原因的浮肿，可能由心脏病、肝病、高血压病等引起，一定要去医院检查。

外感风邪

眼睑颜面先肿，发病较速者为阳水，多由外感风邪、肺失宣降所致。

脾肾阳衰

兼见面色㿠白，发病缓慢者属阴水，多由脾肾阳衰、水湿泛溢所致。

心肾阳衰

兼见面唇青紫、心悸气喘、不能平卧，多由心肾阳衰、血行瘀阻、水气凌心所致。

专家提示

满月脸属于面部浮肿。满月脸就是脸很圆，像一轮满月，主要由面部浮肿、脂肪积聚等原因造成。面如满月，皮肤发红，常伴有痤疮和胡须生长，多由糖皮质激素引起，也可见于肾上腺腺瘤或癌。

🔍 看人中

　　一般来说，人中红润明亮，而且深、长、宽的最好。这样的人身体健康，精气充盛，生殖器官发育良好，生殖力强。

　　人中的长度大约相当于本人中指第二节的长度。

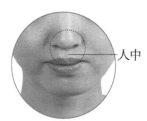

人中

👉 **人中异状色暗**——肾精不足

　　人中窄短、干燥、晦滞、灰暗，可能说明肾脏精气虚亏、精气不足，很可能生殖系统有病。

肾气衰竭

　　肾气衰竭的人，人中先黑，然后萎缩、变平，嘴唇随之翻卷。这可能是脏腑气绝的危象。

肾阳虚

　　老年人以及肾阳虚的病人，人中暗淡无华。肾阳虚的人，人中很可能出现枯夭的黑色。

痛经

　　人中呈八字形、倒梨形的人，行经时或行经前可能伴有明显腹痛、腰痛。

闭经

　　人中呈短浅形、长窄形、偏斜形的较多见于闭经。

肾虚不孕

　　人中色泽晦暗而枯夭，或有色素沉着，大多是肾虚不孕。

孕妇流产、早产

　　如果孕妇人中短于中指第二节的长度，多提示先天肾气不足，提示可能有流产、早产的倾向。

　　如果人中原先正常，怀孕后某一时期突然缩短，而且伴有腰酸疼痛、带下绵绵，提示可能要发生流产，这种迹象经常在流产前一两周就已显露出来。

☞ 人中白色——虚证

人中部位变白很可能是虚证，如气虚、血虚，一般病情较重。人中色白严重者，多数病危难治。

女性气虚崩漏、血枯闭经

人中上段接近鼻际的地方呈现出淡白色，皮薄干枯，一般表示血虚。可能是女性气虚崩漏、血枯闭经的征象，有月经量少、月经色淡等症状。

男性阳痿、遗精、滑精等

男性人中颜色变淡，同时人中沟变浅，常有阳痿、遗精、滑精等生殖功能减退的症状。

专家提示

气与血有密切关系，故血虚易引起气虚，而气虚则不能化生血液，又成为形成血虚的一个因素。

治疗虚证需要补气养血，常用的补气药有黄芪、人参、党参、白术、黄精、山药等；配以养血药，如当归、白芍、阿胶、熟地黄等。

补血养血的食物有菠菜、花生、莲藕、木耳、鸡肉、猪肉、羊肉、海参等。水果可选用桑葚、葡萄、大枣、龙眼等。

☞ 人中黄色——脾虚、湿证

人中色黄多主脾虚、湿证。如果人中黄色中透红，而且肌肤丰润，表示脾肾健旺，是先天、后天都充盛的征象。

脾虚湿困

人中呈晦暗的黄色，多主脾虚湿困，常见小便难，渐成黄疸；小儿主尿浊。

脾肾虚弱

人中萎黄，肤松肉薄，多为脾肾虚弱，精血不足。

孕妇胎漏下血

孕妇人中隐隐发黄，大多是胎漏下血。

体内有湿

人中颜色比脸色还要黄，很可能体内有湿。如果是女性，可能会出现带下，有黄色、青色、黑色、红色等多种颜色。

专家提示

脾为湿土，喜燥恶湿。湿盛可以导致脾虚，脾虚也可以生湿，往往互为因果。脾胃虚弱的人，宜食用大枣、山药、白扁豆、芡实、莲子等。湿阻气机的人，宜多食萝卜、佛手、金橘。

☞ **人中红赤色**——热证

人中色红赤主热，可能出现的症状是小便赤涩，男性可能阴茎疼痛，小儿可能身热多饮。

尿频、尿急、白带异常

人中又红又黄又亮，可能是膀胱湿热的征兆，常见尿频、尿急、尿道灼热、尿道疼痛，对妇女来说很可能有黄带且发臭。

痈肿

人中的红色非常明显，呈现鲜红色，可能是身体里的火毒比较亢盛，将发痈肿。

附件炎、前列腺炎

人中沟起红疹，女性可能有宫颈糜烂、附件炎，男性则可能有前列腺炎等炎症。

痛经

人中隐隐呈现紫红色，可能是瘀血、发热、痛经。

人中青紫色——寒证、气滞血瘀

人中色青是寒证，颜色青紫是气滞血瘀。如果是寒证的话，男性可能会有睾丸疼痛，女性则可能有寒性痛经。

肝经炽热

人中色青赤，即青色中透着红色，并且人中的长度短于中指第二节的长度，很可能是肝经炽热。

实热胃痛

人中下段接近唇际的地方颜色淡紫，甚至人中沟短缩，这大多是实热胃痛，有的十二指肠球部溃疡患者会出现这种情况。

泌尿生殖系统疾病

人中有青紫色的瘀斑，可能是子宫内膜结核、附睾结核、精索静脉曲张等。

人中色滞有瘀斑，可能提示泌尿生殖系统癌症，需结合其他症状和检查进行综合诊断。

心绞痛

人中暗紫无光泽，多见于心绞痛发作，这时候不但人中紫晦，甚至可能会短缩。

☞ 人中黑色——肾虚、寒证

人中色黑，既主肾虚，又主寒证。如果人中晦暗无华，多为肾虚，常见头晕耳鸣、腰酸膝软、遗精阳痿、月经不调、带下等症状。男性可能是不育、阳痿、性欲减退或睾丸炎症疼痛，可能会有泌尿系疾病。女性则可能是宫寒不孕、宫颈炎、附件炎、卵巢囊肿、子宫肌瘤等。

不育

人中色黑，可能会出现精液清稀冷淡、无精甚至死精的症状，会导致不育。

隐性冠心病

人中呈上下宽而中间狭窄的形状，而且颜色晦滞，晦暗失荣，很可能是有潜在的冠心病，症状还不显著。

肝病或肾病

人中时青时黑，可能是有肝病或者肾病。

专家提示

肾虚者可多吃黑色食物，如黑豆、黑米、黑芝麻、核桃、黑木耳等。以中草药泡茶饮，可预防和改善肾虚，如冬虫夏草茶、枸杞子茶、杜仲茶等。

肾阳虚

人中有黑色斑块，往往可能提示肾阳虚。男性可有阳痿、遗精、输尿管结石，容易患肝病及肾病。女性可能宫寒不孕。

人中颜色青黑，男性可能患睾丸炎、前列腺炎、泌尿系结石等病变，还可能是肾病综合征以及尿毒症。

腹痛、月经不调

人中色黑而没有光泽，是正气不足，寒邪侵袭。男性表现为小腹痛、睾丸痛等，严重的甚至会小腹绞痛，小便冷闭，阴囊缩入腹中。若人中发黑又气色枯夭，提示死证。女性多为小腹积聚疼痛、月经不调。

病情危重

人中突然间颜色变黑，大多是病情危重险恶之证。

脐下忽然大痛，而人中又发黑的，这是病情危重的征象，应该尽早积极抢救。

专家提示

寒证的突出表现为恶寒畏寒，尿清便溏，舌淡苔白，脉迟、沉、紧。寒证患者可常食具有温中、助阳、散寒等作用的温热性食物，如生姜、葱白、香菜、干姜、红茶等。

🔍 看颈项

颈项是连接头部和躯干的部分，其前部称颈，后部称项。

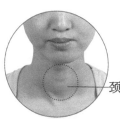

颈部

正常人颈项直立，两侧对称，气管居中；矮胖者略粗短，瘦高者略细长；男性喉结突出，女性喉结不显；颈侧动脉搏动在安静时不易见到。

正常人的颈项转侧俯仰自如，其活动范围约是：左右旋转各45°，后仰45°，前屈30°，左右侧屈各45°。

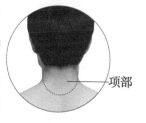

项部

专家提示

颈项起着支撑头部、连接头身的重要作用。颈项中有气管、食管、脊髓和血脉通过，是清气、饮食、气血、津液循行之要道。同时，手足阳明经、太阳经、少阳经、任脉、督脉均行于颈项，是经气运行之路。颈项若有阻滞，可引起全身病变；而脏腑气血失调，亦往往可在颈项部反映出来。

☞ 颈部红肿、溃烂——痰结于颈

颈部或项部有肿块突起，或红肿、疼痛，甚至溃烂流脓。

瘿瘤

颈部喉结处有肿块突起，或大或小，或单侧或双侧，可随吞咽而上下移动。多因肝郁气结痰凝所致，或因水土失调、痰气搏结所致。

瘰疬

颈侧颌下有肿块如豆，累累如串珠。多由肺肾阴虚，虚火内灼，炼液为痰，结于颈部，或因外感风火时毒，夹痰结于颈部所致。

项痈、颈痈

项部或颈部两侧焮红漫肿，疼痛灼热，甚至溃烂流脓，谓之项痈或颈痈。多由风热邪毒蕴蒸，气血壅滞，痰毒互结于颈项所致。

颈瘘

颈部痈肿、瘰疬溃破后，久不收口，形成管道。因痰火久结，气血凝滞，疮孔不收而成。

气管偏移

气管不居中，向一侧偏移，多为胸膈有水饮或气体，或因单侧瘿瘤、肿物等，挤压、牵拉气管所致，可见于气胸、肉瘿、肺部肿瘤等。

☞ **项强**——经气不利或落枕

项部拘紧或僵硬。

风寒侵袭经脉

项部拘急牵引不舒，兼有恶寒、发热，是风寒侵袭太阳经脉，经气不利所致。

温病火邪上攻

项部僵硬，不能前俯，兼壮热、神昏、抽搐，多属温病火邪上攻，或脑髓患病。

阴虚阳亢

项强不适，兼头晕者，多属阴虚阳亢，或经气不利所致。

落枕

睡眠之后，项强而痛，并无其他症状者为落枕。多因睡姿不当，项部经络气滞所致。

专家提示

落枕除了因睡姿不当所致，还可由头颈部急剧运动造成肌肉、筋膜和韧带损伤所致。

落枕的疼痛主要在项部，也可放射至头、背和上肢。皮肤无任何损伤，局部轻度肿胀，患者的头常偏于一侧，转头时两肩亦随之转动。

一般经数日的休息即可自愈。用颈围做暂时性固定，可减轻症状。

☞ **项软**——先天不足或久病、重病

颈项软弱，抬头无力。

小儿项软

多因先天不足、肾精亏损、后天失养、发育不良所致，可见于佝偻病患儿。

久病、重病者颈项软弱

头垂不抬，眼窝深陷，多为脏腑精气衰竭之象，属病危。

专家提示

多吃富含维生素 D 的食物，如动物肝脏、蛋黄、脱脂牛奶、鱼肝油、乳酪、坚果和海产品等，可预防佝偻病的发生。多进行户外活动，多晒太阳，也能使人体皮肤产生足够的维生素 D。

☞ **颈脉异常**——肝阳上亢、血虚重证或心血瘀阻等

颈脉搏动

在安静状态时，颈侧人迎脉（颈外动脉）搏动明显，可见于肝阳上亢或血虚重证等病人。

颈脉怒张

颈脉明显胀大，平卧时更甚，多见于心血瘀阻、肺气壅滞及心肾阳衰、水气凌心的病人。

　　我们知道的有手、足、耳反射区，其实人的面部也是一个大反射区，不同的部位反映人体不同器官的健康状况。

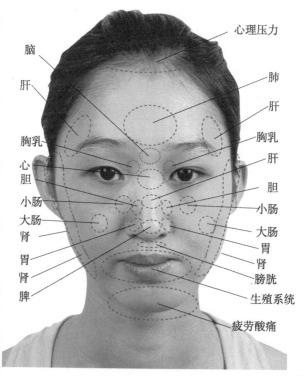

脑

肝

胸乳

心
胆

小肠

大肠

肾

胃

肾

脾

心理压力

肺

肝

胸乳

肝

胆

小肠

大肠

胃

肾

膀胱

生殖系统

疲劳酸痛

☞ 心理压力反射区

心理压力反射区若出现青春痘或小疙瘩，或与面部颜色不一致，提示心理压力比较大。

若出现斑点、痣，可能提示心脏疾病。

☞ 心反射区

心反射区出现横纹或横纹比较明显，可能提示心律不齐或心脏状况不好。若出现的横纹深而且舌头上面也有很深的竖纹（沟），可能是有比较严重的心脏病。

下嘴唇有皱纹可能有冠心病，嘴唇发绀可能是心脏病。

☞ 胸乳反射区

若此部位晦暗或发青，可能提示男性胸闷气短，女性经期时乳房胀痛。

上眼皮内侧部位有痣或闭上眼睛时此部位有粉刺状的突起，可能提示女性乳腺小叶增生、男性胸膜炎。

若女性内眼角有小包，可能提示乳腺增生或乳腺肿瘤。

☞ 脑反射区

此处出现竖纹，竖纹很深并且发红，可能提示心脑血管供血不足、头痛、神经衰弱、多梦、睡眠不良、心悸、烦躁等。

☞ 肺（呼吸系统、扁桃体等）反射区

若额头中间比较凹，且颜色晦暗、发青或有斑，可能提示肺部疾病；如有粉刺，可能提示近期患过感冒或喉咙痛。

若两眉头部位有痣或发白，可能提示咽喉炎、扁桃体炎、胸闷气短或有肺病。

眉头上部有凸起，也可能提示肺疾。肺功能不好的人，一般大肠排泄功能也不好。

☞ 肝反射区

若此处青暗或有斑，对于年轻人或生活条件很好的人，可能是脂肪肝。

若此处有青春痘或小疙瘩，可能提示肝火旺。

☞ 胆反射区

若此部位有红血丝状、青春痘、斑，或早晨起床后口苦，说明可能有轻微胆囊炎症。

若胆反射区有一对明显的斑或有痣，可能提示胆结石。眼袋晦暗也可能提示胆道疾病。

☞ 肾反射区

若此部位有红血丝、青春痘或有斑，可能提示肾虚，一般会有倦怠、腰背及腿部酸痛等症状。

若此部位有很深且大的斑，可能患有肾结石。若此部位有痦子，可能提示肾功能先天不足，也可能会有腰、腿及背部酸痛。

☞ 膀胱反射区

此部位发红，有红血丝、青春痘、疮等，可能提示膀胱炎，可能会出现小便赤黄、频急，膀胱炎也可引起腰部酸痛。对于女性，可能还提示妇科疾病。

☞ 脾反射区

若鼻头发红或有酒渣鼻或鼻头肿大，证明脾热或脾大，一般感觉头重、脸颊痛、心烦等。

若鼻头发黄或白，可能是脾虚，会出现汗多、畏风、四肢懒动、倦怠、不想吃饭等。

☞ 胃反射区

若鼻翼发红，表示可能有胃火，易饥饿，口臭。

若鼻翼有红血丝且比较严重，可能是胃炎。

饭前胃痛，一般是胃炎。饭后 1~2 小时腹痛是胃溃疡，压痛点在腹部正中或稍偏左处；饭后 2~4 小时腹痛是十二指肠溃疡，痛处在靠近心窝的地方，类似针刺一般，严重者可痛到后背，压痛点在腹部正中稍偏右。

若鼻翼灰青，可能是胃寒，手指尖发凉，易受风寒，腹痛、腹泻等。

鼻翼薄且沟深，可能是萎缩性胃炎，萎缩性胃炎引发胃癌的可能性较大。

☞ 小肠反射区

若此部位有红血丝、青春痘、斑、痣，可能提示小肠吸收功能不好，人较瘦弱。

☞ 大肠反射区

若此部位有红血丝、青春痘、斑、痣，可能提示大肠排泄功能失调，可能会有大便干燥、便秘或便溏。

☞ 生殖系统反射区

若女性嘴唇下面有痣、发红，而肾反射区比较光洁的话，可能提示腰部酸痛。

若女性嘴唇四周有痣，或嘴唇四周发青、发黑或发白，而肾反射区也不好，可能提示性冷淡。

若男性嘴唇上面有痣，而肾反射区域也有异常，生殖系统可能有问题。

若40岁以上男性上嘴唇比较厚，可能是前列腺增大。

若男性上嘴唇两边发红，或是嘴唇有粉刺，且好了又发，提示可能是前列腺炎。

头发——精气枯荣表于毛发

头发的生长与肾气和精血的盛衰关系密切，故望发可以诊察肾气的强弱和精血的盛衰。正常人发多浓密色黑而润泽，是肾气充盛、精血充足的表现。

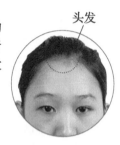

头发

望发色

☞ **发黄**——虚证

发黄干枯，稀疏易落，多属精血不足，可见于大病后或慢性虚损病人。

肾精亏损

小儿头发稀疏黄软，生长迟缓，甚至久不生发，多因先天不足，肾精亏损所致。

疳积

小儿发结如穗，枯黄无泽，多见于疳积。

专家提示

头发黄者要关注身体内在问题，染发不能解决根本问题，还会损伤发质。

72

☞ **发白**——肾虚、贫血

人到中年以后头发逐渐变白属正常现象，表明人的衰老。青年白发多属肾虚、贫血。因先天禀赋所致的发白，不属病态。

肾虚

　　青年白发，伴有耳鸣、腰酸等症状，属肾虚。

贫血

　　青年白发，伴有失眠、健忘等症状，为劳神伤血所致。

专家提示

　　白发可分为先天性和后天性两种。先天性白发往往有家族史，以局限性白发较常见，多见于前发际部，一般不影响身体健康。青春时期骤然发生的白发，多与营养障碍或精神因素有关。

🔍 望疏密

☞ **脱发**——血虚、肾虚、血热

毛发稀疏是肾气虚的征兆。每天脱发在几百根以上，最严重时甚至成把、成片地脱落，以致不敢洗头、梳头。

血虚受风

若突然出现片状脱发，显露圆形或椭圆形光亮头皮，称为斑秃，多为血虚受风所致。

肾虚

青壮年头发稀疏易落，有眩晕、健忘、腰膝酸软者，为肾虚。

血热

青壮年落发，有头皮发痒、多屑、多脂，为血热化燥所致。如出现前发际后退，常常是脂溢性脱发。

内分泌疾病

如果脱发的同时，还伴有全身其他部位的体毛脱落、稀少，多见于内分泌疾病。

肿瘤

在短时间内毛发脱落过多，有秋风扫落叶之势，多见于肿瘤、贫血、营养不良、严重的神经衰弱和药物中毒等。

🔍 望发质

👉 头发干枯易断——贫血或营养不良

头发脆性增强，干燥、易断，缺少光泽，可能提示贫血或营养不良，若伴有其他症状，应及时做相关检查，明确诊断，进行对症治疗。

专家提示

发宜常梳，经常梳头发可以加强头皮的血液循环，加强对头皮的摩擦，可以疏通头皮的脉络；同时梳头还可以梳掉附着在头发上的头皮屑和污物，从而达到防止脱发的效果。

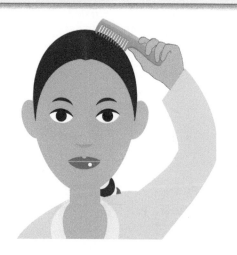

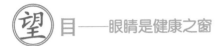

望目——眼睛是健康之窗

望目时应重点观察两眼的神、色、形、态的异常改变。

🔍 目之五脏分属

目为肝之窍，心之使，目为肾精之所藏，为血之宗，五脏六腑之精气皆上注于目，故目与五脏六腑皆有联系，可反映脏腑精气的盛衰。

古人将目的不同部位分属于五脏，如《黄帝内经·灵枢》曰："精之窠为眼，骨之精为瞳子，筋之精为黑眼，血之精为络，其窠气之精为白眼，肌肉之精为约束。"

后世医家据此而归纳为"五轮学说"，即瞳仁属肾，称为"水轮"；黑睛属肝，称为"风轮"；两眦血络属心，称为"血轮"；白睛属肺，称为"气轮"；眼睑属脾，称为"肉轮"。

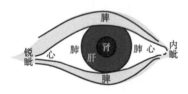

清代医家俞根初在《重订通俗伤寒论》中说："凡病至危，必察两目，视其目色，以知病之存亡也，故观目为诊法之首要。"

🔍 观目神

观目神是诊察两目的神气之有无。凡视物清楚，精彩内含，神光充沛者，是目有神；若白睛浑浊，黑睛晦滞，视物昏暗，目无精彩，浮光暴露，是目无神。

> "人之神气，栖于两目。"目有神者，精气未虚，虽病易治；目无神者，精气亏虚，病重难治。因而《形色外诊简摩》指出："凡病虽剧，而两眼有神，顾盼灵活者吉。"

🔍 观目色

正常人眼睑内及两眦红润，白睛色白，黑睛褐色或棕色，角膜无色透明。《灵枢·论疾诊尺》说："目赤色者病在心，白在肺，青在肝，黄在脾，黑在肾。"这是目色与五脏的关系。

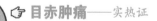

☞ **目赤肿痛**——实热证

白睛发红，为肺火或外感风热。

两眦赤痛，为心火上炎。

睑缘赤烂，为脾有湿热。

全目赤肿，迎风流泪，为肝经风热上攻。

眼白发红——感染或红痛突发

眼白发红通常是由细菌、病毒感染引起的充血现象。

糖尿病

白眼球上有小出血点，这是由于毛细血管扩张所致，常见于糖尿病患者。

动脉硬化

白眼球上出现小片状出血，常预示着动脉硬化，包括脑动脉硬化的可能。

细菌或病毒感染

白眼球充血呈鲜红色，常为细菌或病毒感染，如红眼病。除了颜色改变，还伴有流泪、疼痛、瘙痒等症状。

重病发作之兆

高血压病伴发脑出血之前、癫痫发作之前，会出现眼白充血发红的症状。

严重失眠或心功能不全

严重失眠及心功能不全者，也会出现眼白充血发红的症状。

专家提示

若眼白发红的同时，还伴有分泌物多、异物感、发痒及眼痛等症状，应去医院眼科诊治。

78

☞ **眼白发黄**——黄疸或脂肪沉着

　　眼白发黄为黄疸的主要标志。肝胆疾病是引起黄疸的主要原因。

黄疸

　　白眼球均匀黄染，多为黄疸，多由湿热或寒湿内蕴、肝胆疏泄失常、胆汁外溢所致，可见于胆道疾病、肝炎等。

脂肪沉着

　　白眼球不均匀发黄，尤其在中年人中，内眼角处可出现黄色斑块，这是由于脂肪沉着形成的。

专家提示

　　如果白眼球的黄色仅出现在黑眼球周围，多是由于血中一些色素增多所致。如过多食用胡萝卜、橘子以及某些药物均可引起眼白发黄，停用后黄色会逐渐消退。

☞ **眼白发蓝**——缺铁性贫血

　　眼白发蓝也称蓝色巩膜，多是慢性缺铁造成的。铁是巩膜表层胶原组织中一种十分重要的物质，缺铁后可使巩膜变薄，巩膜掩盖不了巩膜下黑蓝色的脉络膜时，眼白就呈现出蓝色了。慢性缺铁又必然导致缺铁性贫血。凡中、重度贫血患者，其眼白呈蓝白色。

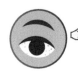 **眼白斑点**——糖尿病或动脉硬化或肠道疾病

肠梗阻

　　眼白出现绿色斑点,大多数是肠梗阻的早期信号。

蛔虫病

　　眼白出现三角形、圆形或半月形的蓝色、灰色或黑色斑点,是肠道蛔虫症的常见症状。

 目眦淡白——血虚

　　正常人结膜应是微微发红,目眦淡白属血虚、失血,是血少不能上荣于目所致。

 眼睑黄色瘤——高脂血症

　　在双眼内侧的上眼睑上,附生着一块黄色斑块,这是由于机体内血脂代谢紊乱所致,这种人多有高脂血症,易患冠心病,并有一定的家族遗传性。

 眼睑青紫——出血

　　眼睑青紫成片,多为眶内出血。

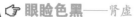

☞ **眼睑色黑**——肾虚

眼睑色黑晦暗，多属肾虚。偶然出现眼睑色黑，多由过度疲劳及睡眠不足所致。若眼睑长期发黑，则与内分泌、肾上腺皮质功能紊乱及心血管疾病等有关。目眶周围色黑，常见于肾虚水泛或寒湿下注。

☞ **瞳孔变色**——目生翳、青光眼或外伤

正常瞳孔的颜色看起来有如井水一般，幽黑清澈，波光闪动。

目生翳

黑睛灰白浑浊，称为目生翳。多因邪毒侵袭，或肝胆实火上攻，或湿热熏蒸，或阴虚火炎等，使黑睛受伤而成。

眼外伤及某些全身疾病、小儿疳积等也可见目生翳。

青光眼

当眼内压力过高（如青光眼）时，瞳孔可呈现出青色。除此以外，患者还会有明显的眼胀痛，应立即就医以降低过高的眼压，否则会引起失明。

瞳孔发红

瞳孔发红多由外伤造成，也可由眼本身的出血性疾病造成，对视力影响较大，应立即就诊。

81

正常人眼球形态大小相同，曲度适中，眼球运动随意灵活。

☞ **眼窝凹陷**——阴液耗损或精气衰竭

上下眼睑与眶缘之间的软组织不饱满、萎缩而造成眼窝不同程度的凹陷。

吐泻伤津或气血虚衰

眼窝凹陷多见于吐泻伤津或气血虚衰的病人。

病危

若久病重病者眼窝深陷，甚至目不视人，则为阴阳竭绝之候，属病危。

☞ **眼球发硬**——青光眼

正常眼球有适度的弹性，如眼球变得很硬、弹性差，通过手压可感觉到，这种情况多见于青光眼。

☞ **眼睑浮肿**——水肿或肾气虚衰

眼睑浮肿多为水肿的表现。因眼睑属脾，脾恶湿，且该处组织疏松，故水肿可先见于眼睑。老年人下睑浮肿，多为肾气虚衰。但健康人低枕睡眠后一时性眼睑微肿不属病态。

☞ **眼睑红肿**——风热邪毒或脾胃蕴热

初期症状为眼睑红、肿、热、痛，手触有硬结，一段时间后硬结通常变软，从而形成脓肿。为风热邪毒或脾胃蕴热上攻于目所致。

针眼

若睑缘肿起结节如麦粒、红肿不甚者，为针眼。

眼丹（眼睑蜂窝组织炎）

眼睑漫肿，红肿较重者，为眼丹。

☞ **眼球运动异常**——神经麻痹或小脑疾患

眼球的运动应是非常灵活的，可做上下、左右、顺转、逆转等不同的运动，并能紧随目标的移动而移动。

斜视

斜视由支配眼肌运动的神经麻痹引起。引起神经麻痹的疾病主要为脑炎、脑膜炎、脑脓肿、脑肿瘤，以及一些脑血管病变。如病人突然昏迷，且两侧眼球向左或向右固定不动，多为突发性脑出血所致。

眼球自发快速往返

眼球不受控制、自发地左右快速往返运动，可见于耳源性眩晕以及小脑疾患等。

☞ **眼球突出**——痰浊阻肺或肝郁化火

眼球突出又称突眼，是指眼球向前移位并外突的异常状态。眼球在眼眶内的正常位置是角膜顶端不超出眼眶上下缘。双眼突出度差异一般不超过2毫米。

肺胀

眼球突出兼喘咳气短者，属肺胀（肺气肿），因痰浊阻肺、肺气不宣、呼吸不利所致。

瘿气

眼球突出兼颈前肿块、急躁易怒者，为瘿气（甲亢），因肝郁化火、痰气壅结所致。

炎症

由眶内组织炎症或海绵窦感染引起的眼球突出，常伴有眼前部炎症表现和眼球运动障碍。

肿瘤

由眶内原发或继发肿瘤引起，眼科B超、CT、核磁共振成像检查显示眶内占位性病变。

外伤

由头面部外伤致眶骨骨折、眶内出血所致。有眼前段瘀血、眼球运动障碍等。

🔍 观目态

正常人瞳孔圆形，双侧等大，平均直径在 2.5 毫米左右，两侧对等，对光反应灵敏，并能随着进入眼睛的光线强弱而变化大小。

☞ **瞳孔变形**——青光眼或眼内肿瘤

正常的瞳孔应为等大的圆形。

椭圆形

椭圆形瞳孔，可见于青光眼或眼内肿瘤。

不规则形

瞳孔呈不规则形，可见于炎症引起的虹膜粘连牵拉。

☞ **瞳孔缩小**——中毒

瞳孔缩小多见于川乌、草乌、毒蕈、有机磷农药中毒，以及某些西药导致的药物性瞳孔缩小等。

专家提示

青少年或成年人在极度兴奋、恐惧、愉快及疼痛之时，出现瞳孔散大，多系情绪急剧变化所致。

85

☞ **瞳孔散大**——病情危急

瞳孔散大常见于绿风内障、青风内障等五风内障，以及青盲等病人，亦见于杏仁中毒以及某些西药导致的药物性瞳孔散大等。

危急症

危急症病人，瞳孔完全散大，为脏腑功能衰竭、心神散乱、濒临死亡的重要体征。

热极生风

一侧瞳孔逐渐散大，可见于温热病热极生风证、中风、颅脑外伤或颅内肿瘤等病人。

☞ **瞳孔大小不一**——病情危急

瞳孔大小不一，常提示脑外伤、脑肿瘤等颅内病变的存在。

如两侧瞳孔大小不一而且变化不定，可能为中枢神经系统障碍。

☞ **目睛凝视**——肝风内动

目睛凝视指人两眼固定，不能转动。固定前视称瞪目直视；固定上视称戴眼反折；固定侧视称横目斜视。

目睛凝视多属肝风内动之证，常有神昏、抽搐等表现，属病重；或见于脏腑精气耗竭，或痰热内闭证。

☞昏睡露睛——*脾胃虚衰或厥证危重*

指人昏昏欲睡，睡后眼睑未闭而睛珠
外露。

脾胃虚衰或吐泻伤津

昏睡露睛多属脾胃虚衰或吐泻伤津，以小儿为
多见，因脾虚清阳不升或津液大伤，神气衰惫，眼
睑启闭失司所致。

病情危重

某些厥证患者亦常表现为昏睡露睛，是神明失
主之故，病情多属危重。

☞眼睑变形——*脾肾亏虚、外伤或沙眼*

眼睑下垂又称睑废，指眼睑下垂无力
张开。眼睑内翻多是由于瘢痕形成而使睑
缘向内翻转，可见于外伤，最常见的疾病为沙眼。

脾肾亏虚

双睑下垂，多为先天不足，脾肾亏虚。

脾气虚衰或外伤

单睑下垂或双睑下垂不一，多因脾气虚衰或外
伤后气血不和，脉络失于宣通所致。

耳朵——耳为"宗脉之所聚"

肾开窍于耳，心寄窍于耳，手足少阳经脉布于耳，手足太阳经和足阳明经也分布于耳或耳周围。《灵枢·邪气脏腑病形》说："十二经络，三百六十五络……其别气走于耳而为听。"故耳为"宗脉之所聚"。此外，在耳郭上有全身脏器和肢体的反应点。所以耳与全身均有联系，而尤与肾、胆关系密切，所以望耳可以诊察肾、胆等全身的病变。

耳郭上的一些特定部位与全身各部有一定的联系，其分布大致像一个在子宫内倒置的胎儿，头颅在下，臀足在上。当身体的某些部位有了病变时，在耳郭的相应部位就可以出现充血、变色、变形、丘疹、水疱、脱屑、糜烂或明显的压痛等病理改变，可作为诊断的参考。

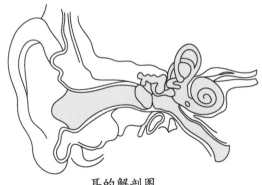

耳的解剖图

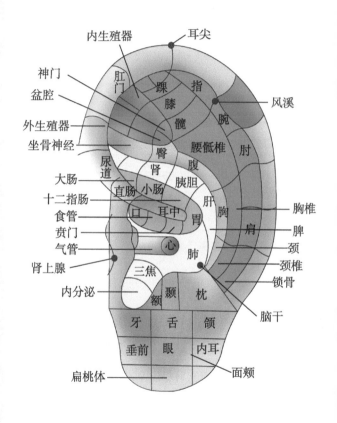

内生殖器　耳尖

神门
盆腔
外生殖器
坐骨神经

肛门　踝　指
　　膝
　　髋　　腕　　风溪
　　　　　　　肘
臀　腰骶椎
肾　腹
　胰胆

尿道　　　　　　　肝
大肠
十二指肠　直肠　小肠　　　胸椎
食管　　口　耳中　胃　　胸　　脾
贲门　　　　　　　　　肩　　颈
气管　　　　心　　　　　　　颈椎
肾上腺　　　　　肺　　　　锁骨
　　　三焦　　　　　　　脑干
内分泌　　颞　枕
　　　　额

牙　舌　颌
垂前　眼　内耳
扁桃体　　　　　　面颊

耳反射区图

89

🔍 望耳之色泽

正常人耳郭色泽红润，是气血充足的表现。

☞ 耳郭变色

热证或血瘀

耳朵发红，主热证，常见于发热患者。

若色红而痛，为肝胆湿热，或火毒上蒸，或炎症所致。

若呈暗红色，主血瘀，提示人体微循环不良。

气血亏虚

耳轮淡白，多属气血亏虚，提示贫血或低血压等。

阴寒内盛

耳轮青黑，多见于阴寒内盛或有剧痛的病人。

肾阴虚

耳轮干枯焦黑，多属肾精亏虚，精不上荣，为病重，可见于温病晚期耗伤肾阴及下消等病人。

小儿麻疹

小儿耳背有红络，耳根发凉，多为出麻疹的先兆。

🔍 望耳之形态

正常人耳郭厚大，是肾气充足的表现。

☞ 耳郭变形

肾气不足

耳郭瘦小而薄，多是先天亏损、肾气不足之象。

邪气充盛

耳郭肿大，多是邪气充盛之象。

身体虚弱

耳郭萎缩，多为肾精耗竭，提示身体虚弱，常见于慢性消耗性疾病或大病之后。

血瘀

耳轮皮肤若鱼鳞，可见于血瘀日久的病人。

脑出血

耳垂肉厚而宽、色红，身体肥胖者容易患脑出血。

肾病或糖尿病

耳垂肉薄呈咖啡色，多见于肾病或糖尿病。

望耳部病变

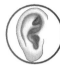

☞ 耳红肿

耳轮或耳内红肿，多为肝胆湿热、热毒上攻或气滞血瘀的表现。

耳轮红肿

耳轮红肿为风热、肝胆火盛的表现，易引起咳嗽、鼻塞、头痛等。

耳内暗红

耳内暗红为气滞血瘀的表现，易引起心胸闷痛、肩背及手臂疼痛。

脓耳

耳内流脓水，称为脓耳，多由肝胆湿热、蕴结日久所致。脓耳后期转虚，则多属肾阴不足、虚火上炎。

耳痔

耳道之内赘生小肉团，称为耳痔，因湿热痰火上逆、气血瘀滞耳道而成。

耳疖

耳道局部红肿疼痛，为耳疖，多因邪热搏结耳窍所致。

☞耳内脱屑

脱屑似银白色或絮白色粉末，呈糠皮或鳞片状，不易擦去。常见于皮肤病、妇科病、消化功能失调、内分泌功能紊乱、过敏体质等。

银屑病、脂溢性皮炎等

全耳脱屑，多提示银屑病、脂溢性皮炎等。

消化不良

食管、贲门区脱屑，多提示消化不良、代谢功能低下等。

妇科病

三角窝内脱屑，多提示妇科炎症、带下病。

皮肤病

肺区、过敏区脱屑，多提示各种皮肤病。

专家提示

耳屎在医学上称为耵聍，是耳道皮肤正常分泌物结合皮屑等形成的。一般少量的屑状耵聍，会随运动时的震动和下颌运动自行排出，大块硬结的耵聍，应该请耳科医生用专门工具取出，千万别自己掏。如果痒得难受，可以用手在耳外侧轻轻揉，或用棉签轻轻擦，但不要太往里伸。

望 鼻——鼻是"望诊之王"

鼻是呼吸通道，是人体与外界直接接触的门户。祖国医学认为肺气通于鼻，鼻为肺之窍。"上诊于鼻，下验于腹"说的就是鼻子在中医诊治中的重要作用。

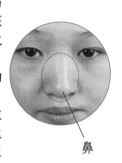

鼻

鼻位于面部正中，根部主心肺，周围候六腑，下部应生殖。鼻部的色泽和形态最能反映五脏六腑的健康状况。

看色泽

健康人的鼻部颜色与面部颜色相似，有时略有深浅变化，且有光泽，无丘疹及隆起。

鼻色明润，是胃气未伤或病后胃气来复的表现。鼻头枯槁，是脾胃虚衰，胃气不能上荣之候。

☞ 鼻色苍白——气虚血少

鼻色苍白多见于贫血，是气虚血少的特征。

👉 **鼻色变红**——肺热或心血管疾病

鼻尖色赤，是肺热之症。鼻尖发红也可能与心血管病有关，如高血压病等。

寻常痤疮

鼻翼、鼻尖部发红，有时伴有小丘疹或小脓疮者，多见于寻常痤疮。

梅毒

鼻孔内缘发红、鼻中隔溃疡，见于梅毒。

肠道疾病或炎症

鼻孔外缘发红，多是肠道疾病或充血性炎症所致。

系统性红斑狼疮

如鼻梁部皮肤出现红色斑块，且高出整个皮面并向两侧面颊部扩展，可见于系统性红斑狼疮。

👉 **鼻变黄棕色**——脾脏、胰腺病变

鼻色变棕色、黄色，多内有湿热，常见于脾脏和胰腺病变。

👉 **鼻尖灰黑**——水气内停或病情危重

鼻尖微黑或灰暗，是水气内停，多见于衰竭病人。鼻上有黑褐色斑块，多为肝功能障碍而出现的色素沉着所致。

鼻黑如烟熏多见于久病之人，出现黑色往往表示病情危重。如仅发现鼻子发黑，应考虑是否患胃病。

🔍 看形状

正常人鼻的大小适中，鼻梁直，外观漂亮，表明人体健康。

☞ 鼻变形——心肺疾病等

鼻尖小

鼻尖小而薄的人，其呼吸器官和生殖系统容易患病。

鼻大而硬

鼻子大而硬者，可能有动脉硬化，或胆固醇太高，心脏脂肪积累太多。

鼻肥大

鼻部出现碎小疙瘩，形如黍屑，色赤肿痛，破后出白色粉汁，为肺经血热壅盛。

鼻歪斜

鼻歪斜可见于面神经麻痹。

☞ **鼻生异物**——血壅肺络或肺经风热

> **酒渣鼻**
>
> 　　鼻尖或鼻孔色红，生有丘疹者，多为酒渣鼻。因胃火熏肺、血壅肺络所致。
>
> **鼻痔**
>
> 　　鼻孔内赘生小肉，撑塞鼻孔，气息难通，称为鼻痔（鼻息肉），多由肺经风热凝滞而成。

☞ **鼻煽**——肺肾精气虚或肺热

　　鼻翼煽动频繁，呼吸喘促者，称为"鼻煽"。

> **精气虚衰**
>
> 　　久病鼻煽，是肺肾精气虚衰之危证。
>
> **肺热**
>
> 　　新病鼻煽，多为肺热。

☞ **鞍鼻**——面部外伤或梅毒

　　鞍鼻主要由鼻中隔塌陷造成，多见于鼻面部外伤、鼻骨骨折所致的畸形，如果当时做整形修复，使塌陷的鼻骨支撑起来即能恢复。此外，也有因为梅毒破坏了鼻中隔，而使鼻形改变造成鞍鼻的。

🔍 看分泌物

👉 **流鼻涕**——外感风寒或风热，或胆经蕴热等

鼻腔有病变时可以引起鼻分泌物性质和量的改变。鼻腔分泌物外溢时，称为流鼻涕。

流清涕

鼻涕清稀易出，有的似水，鼻塞，多兼有头痛、头昏等症状，鼻腔黏膜充血微红，有水肿，多见于急性鼻炎、上呼吸道感染（多见于风寒感冒）等。

流黄鼻涕

呈黄色脓性鼻涕，黏稠，有臭味，鼻腔黏膜增厚，有水肿或溃烂区域，多为慢性鼻炎所致，或上呼吸道感染恢复期（多见于风热感冒）。

腥臭鼻涕

流浊涕而腥臭，久流浊涕不止，多因外感风热或胆经蕴热所致。由于嗅觉功能减低，自己感觉不到鼻腔发出的奇臭味。多见于鼻窦炎，即鼻渊。

血性鼻涕

无原因的鼻腔出血，有时量很少，与鼻涕相混，有的只是血丝，有的是小血块。不论出血量多少，常是鼻腔癌的早期信号，尤其是青壮年人，一旦有鼻出血应当立即去耳鼻喉科检查，以免误诊。

☞ **鼻干燥**——阴虚内热或阳亢

正常鼻腔中只有少量黏液，呈湿润状态，以维持其正常的生理功能。

鼻孔干燥

鼻孔干燥，为阴虚内热，或燥邪犯肺。

衄血

鼻燥衄血（流鼻血），即因鼻燥所致的鼻腔出血，多因阳亢于上所致。

专家提示

洗净鼻腔可预防感冒。鼻腔内有污物时，用肥皂或消毒液以流水彻底洗净双手后，轻柔地清除鼻腔内的分泌物。进入有空气污染的环境时戴上口罩，防止污物入侵。

望 口唇——显示人体隐疾

中医学的基本理论认为：心开窍于舌，其华在面；脾开窍于口，其华在唇。心统领全身血脉；脾统血，运化水谷，主四肢、肌肉。因此，口唇色泽、形态的种种变化，可反映包括消化系统、循环系统在内的机体多个系统和器官疾病。

🔍 望口唇颜色

唇部色诊的临床意义与望面色相同，但因唇黏膜薄而透明，故其色泽较之面色更为明显。

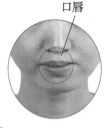

口唇

☞ 唇变色

唇以红而鲜润、有光泽为正常。

> **淡白**
>
> 　　唇色淡白，是唇部血液不足的表现，多见于贫血或近期有失血者，多属气血两虚。
>
> **苍白**
>
> 　　上下唇均苍白，多见于大失血者；上唇苍白，多为大肠疾病，如腹泻、胀气、腹痛等；下唇苍白，多为胃虚寒证，如胃痛、呕吐、胃冷痛等。

淡红

唇色淡红，多虚、多寒。唇色嫩红为阴虚火旺。

深红

唇色深红为唇部血液充盈的表现，多见于发热，属实证、热证。唇色深红而干焦者，为热极伤津。

樱桃红

口唇鲜红，是由于血中一氧化碳增多而形成特有的樱桃红色，见于一氧化碳中毒。

发绀

口唇发绀是一种缺氧征象，说明血中的含氧量减少，是氧合血红蛋白减少造成的。常见于肺炎、心衰、肺源性心脏病、哮喘发作等疾病。

青紫

口唇青紫为阳气虚衰，血行瘀滞的表现，多见于心衰、肺源性心脏病、血管栓塞。

小儿如唇色青紫，并伴有抽搐，则多为破伤风。

发黑

口唇发黑，唇卷缩不能覆齿，是脾气将绝之兆。

专家提示

唇色暗红见于缺氧性疾病，在海拔很高的地方，正常人也会出现唇色发暗。

☞ 唇黏膜和口腔黏膜变色

正常人口腔黏膜呈粉红色，没有斑点、溃疡及其他改变，光滑而又润泽。

发青

上唇内黏膜发青，多为中风的前兆；呈发绀状或赤红色，多预示冠心病；毛细血管呈丝状分布，多提示高血压病。

色淡

上唇内黏膜呈淡红色，颜色淡于舌色，多为贫血的表现。

白斑

注意颊黏膜、唇黏膜、腭黏膜、舌黏膜白斑，有的高出黏膜面，形状规则。如果白斑变硬、突起、有溃疡，则是癌变的征兆。

黑斑

在上腭黏膜或颊黏膜附近，出现黑斑、灰暗色斑，较小，边界清楚，形状不规则，有癌变的危险。如黑斑增大迅速，或在原黑斑周围又出现小斑点，则更应注意恶性病变，应尽早做病理检查。

🔍 望形态变化

望口需注意口之形态变化，如有口唇干裂、糜烂、瞤动、㖞斜等改变，则可能是疾病表现。

☞ 口噤——痉病或惊风、中风

口闭而难张，如兼四肢抽搐，多为痉病或惊风。如兼半身不遂者，为中风之重症。

☞ 口张——肺气不足

口开而不闭。如口张而气只出不进，是肺气将绝之候。

☞ 口撮——小儿脐风或成人破伤风

上下口唇紧聚之形。常见于小儿脐风或成人破伤风。

☞ 口僻——中风证

口角向左或右歪斜，多为中风（脑出血、脑梗死）的征兆；伴有斜视和眼球运动异常，即口眼歪斜，是中风的危症。

☞ 口角瞤动——小儿慢惊风

口角瞤动是由热病或筋脉失养引起的，多见于小儿慢惊风。如发现口角抽动则是惊风的先兆，应及早诊治。

103

☞ 口唇干裂——津液损伤

口唇干裂常见于急性热病。多为热伤津液，体内水分丢失过多，又未及时补养，不能滋润口唇。情况加重则会出现口唇干裂，有的结痂、出血，有时伴有疼痛，影响说话或者进食。

☞ 唇角糜烂——脾胃积热

唇角糜烂主要发生于唇角区域，多由脾胃积热，热邪灼伤所致。多见于急慢性胃炎、肠道传染病等疾病。

☞ 口腔溃疡——多为维生素 B_2 缺乏

口腔溃疡发生于口腔黏膜处，有孤立或散在小溃疡，表面有分泌物覆着，多是由于维生素 B_2 缺乏所致。若是口腔溃疡反复发作，需到正规医院进行相关检查，以针对病因进行治疗。

☞ 口腔炎症——心脾积热

口腔黏膜水肿、充血或者有水疱，或有溃烂处，伴有疼痛和口臭，为心脾积热。

专家提示

口唇干裂、溃疡可在口唇周围涂一层甘油或植物油。平时注意维生素的补给，多吃新鲜蔬菜。

🔍 望齿与龈

望牙龈时应注意其色泽、形态和润燥的变化。牙齿润泽，是津液未伤。牙龈红而润泽为正常。

☞ 牙齿干燥或松动——胃津受伤等

牙齿白而有光泽，是津液内充的表现。牙齿干燥，是胃津受伤的表现。

热极津伤

齿燥如石，是胃肠热极，津液大伤。

肾精枯竭

齿燥如枯骨，是肾精枯竭，不能上荣于齿的表现。

肾虚或虚火上炎

牙齿松动稀疏，牙根外露，多属肾虚或虚火上炎。

☞ 磨牙——肝风内动或胃热、虫积等

肝风内动

病中磨牙是肝风内动之征。

胃热或虫积

睡中磨牙，多为胃热或虫积。

虫牙

牙齿有洞，腐臭，多为龋齿，俗称"虫牙"。

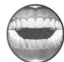 **牙龈淡白**——*血虚或脾虚*

　　正常牙龈应是粉红色，质地坚韧，且与牙颈部紧密结合。

血虚

　　牙龈色淡白，是血虚不荣。

脾虚

　　牙龈色淡白而不肿痛，牙龈出血者，为脾虚不能摄血。

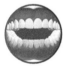 **牙龈红肿**——*胃火上炎、虚火上炎等*

胃火上炎

　　牙龈红肿热痛，或兼有牙龈出血，多属胃火上炎。

虚火上炎

　　牙龈微红、微肿而不痛，或兼牙龈出血，多属肾阴不足、虚火上炎。

牙疳

　　牙龈腐烂，流腐臭血水者，是牙疳病，常见牙龈红肿、溃烂疼痛、流腐臭脓血等。

🔍 望咽喉

咽喉疾患的症状较多，这里仅介绍通常望而可及的内容。

☞ 咽喉红肿——肺胃积热、热毒或阴虚火旺

肺胃积热

　　咽喉红肿而痛，多属肺胃积热。

热毒

　　咽喉红肿而溃烂，有黄白腐点是热毒深极。

阴虚火旺

　　咽喉鲜红娇嫩，肿痛不甚者，属阴虚火旺。

☞ 咽部异物——乳蛾或白喉

乳蛾

　　咽部两侧红肿，喉核（扁桃体）突起如蚕蛾，称乳蛾，是肺胃热盛，外感风邪凝结而成。

白喉

　　咽间有灰白色假膜，擦之不去，重擦出血，随即复生者，是白喉，因其有传染性，故又称"疫喉"。

舌体应内脏

据《黄帝内经》记载，舌不仅是心之苗窍，脾之外候，而且是五脏六腑之外候。

从生物全息律的观点来看，舌近似于人体脏腑整体的缩影。

心肺居上，故以舌尖主心肺；脾胃居中，故以舌中部主脾胃；肾位于下，故以舌根部来主肾；肝胆居躯体之侧，故以舌边主肝胆，左边属肝，右边属胆。

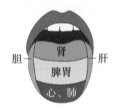

健康舌象

正常舌象简称"淡红舌、薄白苔"。具体如下。

舌体柔软，运动灵活自如，颜色淡红而红活鲜明，胖瘦老嫩大小适中，无异常形态。

舌苔薄白润泽，颗粒均匀，薄薄地铺于舌面，揩之不去，其下有根与舌质如同一体，干湿适中，不黏不腻。

舌质——察舌的神、色、形、态

🔍 望舌神

舌神主要表现在舌质的荣润和灵动方面。察舌神之法，关键在于辨荣枯。舌神之有无，反映了脏腑、气血、津液之盛衰，关系到疾病预后的吉凶。

荣

荣润而有光彩，表现为舌的运动灵活，舌色红润、鲜明光泽、富有生气，是谓有神，虽病亦属善候。

枯

枯晦而无光彩，表现为舌的运动不灵，舌质干枯，晦暗无光，是谓无神，属凶险恶候。

专家提示

舌质又称舌体，是舌的肌肉和脉络等组织。舌质主要反映人体脏腑的虚实、气血的盛衰。望舌质分为望神、望色、望形、望态四方面。

望舌质的荣枯与能否灵活运动，以此来判断病情的进展。舌有神说明正气尚盛，虽有病也可治。舌无神说明正气衰竭，预后不良。

🔍 望舌色

舌色，即舌质的颜色。一般可分为淡白、淡红、红、绛、紫、青几种。除淡红色为正常舌色外，其余都是主病之色。

淡红舌

舌色白里透红，不深不浅，淡红适中，此乃气血上荣之表现，说明心气充足，阳气布化，故为正常舌色。

淡白舌

舌色较淡红舌浅淡，甚至全无血色，称为淡白舌。由于阳虚而生化阴血的功能减退，推动血液运行之力减弱，以致血液不能营运于舌中，故舌色浅淡而白。所以淡白舌主虚寒或气血双亏。

淡白舌按舌色的红、白比例不同，可分为两类：舌色较正常人的略淡，但仍可见红色，说明虚证尚轻；若舌色枯白，血色全无，口唇、牙龈均呈苍白色，则虚证较甚。

红舌

舌色鲜红，较淡红舌为深，称为红舌。因热盛致气血沸涌、舌体脉络充盈，则舌色鲜红，故主热证。可见于实热证或虚热证。

绛舌

　　绛为深红色，较红舌颜色更深浓之舌，称为绛舌。由于阳热亢盛，气血运行迅速，舌体脉络充盈，故舌色鲜红或绛红。

　　主病有外感与内伤之分。绛舌在外感病，为热入营血；在内伤杂病，为阴虚火旺。

紫舌

　　舌色紫红为紫舌。紫舌由血液运行不畅，血行瘀滞所致。紫舌主病，不外寒热之分。

　　热盛伤津，气血壅滞，多表现为绛紫而干枯少津。寒凝血瘀或阳虚生寒，舌淡紫或青紫湿润。

青舌

　　舌色如皮肤暴露之"青筋"，全无红色，称为青舌，古书形容如水牛之舌。由于阴寒邪盛，阳气郁而不宣，血液凝而瘀滞，故舌色发青。主寒凝阳郁，或阳虚寒凝，或内有瘀血。

专家提示

　　舌苔舌色的细微变化可预示身体其他部位的疾病及程度的轻重。可每天早上起床对镜张口吐舌"自检"，早期发现健康问题。

🔍 望舌形

舌形是指舌体的形状，包括舌的老嫩、胖瘦、胀瘪、裂纹、芒刺、齿痕等异常变化。

苍老舌

舌质纹理粗糙，形色坚敛，称为苍老舌。不论舌色苔色如何，舌质苍老者都属实证。

娇嫩舌

舌质纹理细腻，其色娇嫩，其形多浮胖，称为娇嫩舌。娇嫩舌多主虚证。

胖大舌

胖大舌分胖大和肿胀。

舌体较正常舌大，甚至伸舌满口，或有齿痕，称胖大舌。胖大舌多因水饮痰湿阻滞所致。

舌体肿大，胀塞满口，不能缩回闭口，称肿胀舌。肿胀舌多因热毒、酒毒致气血上壅，致舌体肿胀，多主热证或中毒。

瘦薄舌

舌体瘦小枯薄者，称为瘦薄舌。一般是由气血阴液不足，不能充盈舌体所致。瘦薄舌主气血两虚或阴虚火旺。

舌体瘦薄而色淡，多见于气血两虚；舌体瘦薄而色红绛，舌干少苔或无苔，多为阴虚火旺。

芒刺舌

　　舌面上有软刺是正常状态。若舌面软刺增大，高起如刺，摸之刺手，称为芒刺舌。多因邪热亢盛所致。芒刺越多，邪热越甚。根据芒刺出现的部位，可分辨邪热所在的内脏。

　　舌尖有芒刺，多为心火亢盛。舌边有芒刺，多属肝胆火盛。舌中有芒刺，多为胃肠热盛。

裂纹舌

　　舌面上有裂沟，而裂沟中无舌苔覆盖者，称裂纹舌。多因精血亏损、津液耗伤、舌体失养所致。裂纹舌多主精血亏损。

齿痕舌

　　舌体边缘有牙齿压印的痕迹，故称齿痕舌。其成因多由脾虚不能运化水湿，以致湿阻于舌而舌体胖大，受牙列挤压而形成齿痕。所以齿痕常与胖嫩舌同见，主脾虚或湿盛。

専家提示

　　健康人中大约有0.5%的人舌面上有纵横向深沟，称先天性舌裂，其裂纹中多有舌苔覆盖，身体无其他不适，与裂纹舌不同。

🔍 望舌态

舌态指舌体运动时的状态。正常舌态是舌体活动灵活,伸缩自如;病理舌态有舌强、痿软、舌纵、短缩、麻痹、颤动、歪斜、吐弄等。

舌强

舌体板硬强直,运动不灵,以致语言謇涩不清,称为强硬舌。多因热扰心神、舌无所主,或高热伤阴、筋脉失养,或痰阻舌络所致。多见于热入心包、高热伤津、痰浊内阻、中风或中风先兆等。

舌痿软

舌体软弱,无力屈伸,痿废不灵,称为痿软舌。多因气血虚极,筋脉失养所致。可见于气血俱虚、热灼津伤、阴亏已极等证。

舌纵

舌伸出口外,内收困难,或不能回缩,称为舌纵。舌纵由舌之肌肉经筋舒纵所致。可见于实热内盛、痰火扰心及气虚证。

舌短缩

舌体紧缩而不能伸长,称为短缩舌。可因寒凝筋脉,舌收引挛缩;痰湿内阻,引动肝风,风邪夹痰,梗阻舌根;热盛伤津,筋脉拘挛;气血俱虚,舌体失于濡养温煦所致。无论因虚因实,皆属危重证候。

舌麻痹

舌有麻木感而运动不灵，称为麻痹舌。多因营血不能上荣于舌而致。

若无故舌麻，时作时止，是心血虚。

若舌麻而时发颤动，或有中风症状，是肝风内动之候。

舌颤动

舌体振颤，不能自主，称为颤动舌。多因气血两虚，筋脉失养或热极伤津而生风所致。可见于血虚生风及热极生风等证。

舌歪斜

伸舌偏斜一侧，舌体不正，称为歪斜舌。多因风邪中络，或风痰阻络所致，也有风中脏腑者，但总因一侧经络、经筋受阻，病侧舌肌弛缓，故向健侧偏斜。多见于中风或中风先兆。

舌吐弄

舌常伸出口外为"吐舌"；舌不停舐上下左右口唇，或舌微出口外，立即收回，为"弄舌"，两者合称为吐弄舌。

吐弄舌多是由于心、脾两经有热，灼伤津液，以致筋脉紧缩而舌频频动摇。

弄舌常见于小儿智力发育不全。

望 舌苔——反映胃气的盛衰

🔍 望苔质

苔质指舌苔的形、质。包括舌苔的厚薄、润燥、腐腻、剥落、有根无根等变化。

☞ 舌苔的厚薄——示病情的轻重

透过舌苔隐约可见舌质的为见底，即薄苔，由胃气所生，属正常舌苔。

薄苔

病时见薄苔，多为疾病初起或病邪在表，病情较轻。

厚苔

不能透过舌苔见到舌质的为不见底，即是厚苔。多为病邪入里或胃肠积滞，病情较重。

专家提示

舌苔由薄而增厚，多为正不胜邪，病邪由表传里，为病势发展的表现。舌苔由厚变薄，多为正气来复，内都之邪得以消散外达，为病势退却的表现。

☞ 舌苔的润燥——示津液的盛伤

舌面润泽，干湿适中，是润苔，表示津液未伤。

滑苔

　　舌面黏液过多，扪之湿而滑利，甚至伸舌涎流欲滴，为滑苔。滑苔是有湿有寒的反映，多见于阳虚而痰饮水湿内停之证。

燥苔

　　若望之干枯，扪之无津，为燥苔。燥苔由津液不能上承所致，多见于热盛伤津、阴液不足、阳虚水不化津、燥气伤肺等证。

☞ 舌苔的腐腻——示脾胃之郁热、湿浊

苔厚而颗粒粗大疏松，形如豆腐渣，揩之可去，称为"腐苔"。苔质颗粒细腻致密，揩之不去，刮之不脱，上罩一层腻状黏液，称为"腻苔"。

腐苔

　　腐苔因体内阳热有余，蒸腾胃中腐浊之气上泛而成，常见于痰浊、食积，且有胃肠郁热之证。

腻苔

　　腻苔多因脾失健运，湿浊内盛，阳气被阴邪所抑制而导致，多见于痰饮、湿浊内停等证。

剥苔——胃阴枯竭、胃气大伤

患者舌本有苔，忽然全部或部分剥脱，剥处见底，称剥苔。

镜面舌

若全部剥脱，不生新苔，光洁如镜，称镜面舌、光滑舌。由于胃阴枯竭、胃气大伤、毫无生发之气所致。无论何色，皆属胃气将绝之危候。

花剥苔

若舌苔剥脱不全，剥处光滑，余处斑斑驳驳地残存舌苔，称花剥苔，是胃之气阴两伤所致。

专家提示

舌苔从有到无，是胃的气阴不足，正气渐衰的表现；但舌苔剥落之后，复生薄白之苔，乃邪去正胜，胃气渐复之佳兆。

无论舌苔的增长或消退，都以逐渐转变为佳，如果舌苔骤长骤退，多为病情暴变的征象。

有根苔与无根苔——示胃气的盛衰

有根苔

　　无论苔之厚薄，若紧贴舌面，似从舌里生出者是为有根苔，又叫真苔。有根苔表示病邪虽盛，但胃气未衰。

无根苔

　　若苔不着实，似浮涂舌上，刮之即去，非如舌上生出者，称为无根苔，又叫假苔。无根苔表示胃气已衰。

专家提示

　　正常的舌苔是由胃气上蒸所生，故胃气的盛衰可从舌苔的变化上反映出来。病理舌苔的形成，一是胃气夹饮食积滞之浊气上升而生，二是邪气上升而形成。

　　观察舌苔的厚薄，可知病的深浅；观舌苔的润燥，可知津液的盛伤；观舌苔的腐腻，可知湿浊等情况；观舌苔的剥落和有根、无根，可知气阴的盛衰及病情的发展趋势等。

望苔色

苔色，即舌苔之颜色。一般分为白苔、黄苔、灰苔、黑苔四类及兼色变化。由于苔色与病邪性质有关，所以观察苔色可以了解疾病的性质。

☞ **白苔**——常为表证、寒证

白苔一般常见于表证、寒证。在一些特殊情况下，白苔也主热证。当身体外感邪气尚未传里时，舌苔往往无明显变化，仍为正常之薄白苔。

里寒证或寒湿证

若舌淡苔白，而舌质湿润，常是里寒证或寒湿证的表现。

瘟疫或内痈

若舌上满布白苔，如白粉堆积，扪之不燥，为"积粉苔"。积粉苔是由外感秽浊不正之气，毒热内盛所致，常见于瘟疫或内痈。

温病

若舌苔白，燥裂如砂石，扪之粗糙，称"糙裂苔"。糙裂苔因湿病化热迅速，内热暴起，津液暴伤，苔尚未转黄而里热已炽所致，常见于温病或误服温补之药。

☞ 黄苔——里证、热证

一般主里证、热证。由于热邪熏灼，所以苔现黄色。淡黄热轻，深黄热重，焦黄热结。外感病，苔由白转黄，为表邪入里化热的征象。

如苔薄淡黄，为外感风热表证或风寒化热。舌淡胖嫩，苔黄滑润，多是阳虚水湿不化。

☞ 灰苔——里热证或寒证

灰苔即浅黑色，常由白苔晦暗转化而来，也可与黄苔并见。主里证，常见于里热湿证，也见于寒湿证。

如苔灰而干，多属热炽伤津，可见外感热病，或阴虚火旺，常见于内伤染病。苔灰而润，见于痰饮内停，或为寒湿内阻。

☞ 黑苔——病情危重

黑苔多由焦黄苔或灰苔发展而来，一般来讲，所主病证无论寒热，多属危重。苔色越黑，病情越重。

如苔黑而燥裂，甚则生芒刺，为热极津枯。苔黑而燥，见于舌中者，是肠燥屎结，或胃将败坏之兆；见于舌根部，是下焦热甚；见于舌尖者，是心火所致。

如苔黑而滑润，舌质淡白，为阴寒内盛，水湿不化。苔黑而黏腻，为痰湿内阻。

121

综合诊察舌质与舌苔

在分别掌握舌质、舌苔的基本变化及其主病后，还应同时分析舌质和舌苔的相互关系。

一般认为察舌质重在辨正气的虚实，也包括邪气的性质；察舌苔重在辨邪气的浅深与性质，也包括胃气之存亡。舌质与舌苔无论是单独变化还是同时变化，都应综合诊察。

▷ 变化一致——主病综合

在一般情况下，舌质与舌苔变化是一致的，其主病往往是各自主病的综合。如里实热证，多见舌红苔黄而干。里虚寒证，多见舌淡苔白而润。

▷ 变化不一致——四诊合参

舌质与舌苔两者变化不一致的时候，需四诊合参，综合评判。如苔白虽主寒主湿，但若红绛舌兼白燥苔，则属燥热伤津，由于燥气化火迅速，苔色尚未转黄，便已入营。再如白厚积粉苔，亦主邪热炽盛，并不主寒；灰黑苔可属热证，亦可属寒证，须结合舌质润燥来辨。

▷ 主病矛盾——两者合看

有时，舌质与舌苔两者主病是矛盾的，但仍需合看。如红绛舌白滑腻苔，在外感属营分有热，气分有湿；在内伤为阴虚火旺，又有痰浊食积。

望舌的注意事项

望舌要获得准确的结果，必须讲究方式方法，以下问题需要特别注意。

▷ 伸舌姿势

望舌时要求患者把舌伸出口外，充分暴露舌体。口要尽量张开，伸舌要自然放松，毫不用力，舌面应平展舒张，舌尖自然垂向下唇。

▷ 顺序

望舌应循一定顺序进行，一般先看舌苔，后看舌质，按舌尖、舌边、舌中、舌根的顺序进行。

▷ 光线

望舌应以充足而柔和的自然光线为好，面向光亮处，使光线直射口内，要避开有色门窗和周围反光较强的有色物体，以免产生舌苔颜色不真实的假象。

▷ 饮食

饮食对舌象影响也很大，常使舌苔形、色发生变化。由于咀嚼食物反复摩擦，可使厚苔转薄；刚刚饮水，则使舌面湿润；过冷、过热的饮食以及辛辣等刺激性食物，常使舌色改变。此外，某些食物或药物会使舌苔染色，出现假象，称为"染苔"。

因此，遇到舌的苔质与病情不符，或舌苔突然发生变化时，应考虑到近期的饮食、服药等情况。

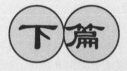

手足望诊

手——手就是一部健康百科全书

望手指

健康人五指丰满、圆润、有力，长短比例适当。拇指应圆长，强壮；食指圆秀强壮，外形直；中指圆长健壮，指节等长；无名指圆秀挺直；小指细长明直。

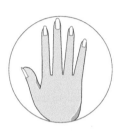

 ☞ **关节变形**——风湿或血瘀
手指某个关节或多个关节肿胀变形、突出。

梭状指

手指关节呈梭状畸形，活动受限，称为梭状指。梭状指多由风湿久蕴，痰瘀结聚所致。

杵状指

手指末节膨大如杵，称为杵状指。杵状指的人常兼有气喘、唇暗等症状，多由久病心肺气虚，血瘀痰阻而成。

☞ **手指挛急**——*血液亏虚，复感寒邪*

　　手指拘挛，不能伸直，俗称鸡爪风。多因血液亏虚，血不养筋，复感寒邪所致。

☞ **手指肥胖**——*血黏稠*

　　手指呈腰鼓形，往往很容易出现血黏稠度高、血脂高、脂肪肝。

☞ **指头螺瘪**——*津液暴脱*

　　指头干瘪，螺纹显露者，称为螺瘪。多因吐泻太过、津液暴脱所致。

☞ **指尖苍白**——*气血不足*

　　指尖苍白表明气血不足，或有血液循环障碍，血液不能到达身体末端。

专家提示

　　手指异常的人要注意日常的生活习惯，不要饮酒、熬夜。注意手部保养，多做手指操，按摩穴位。

🔍 望指甲

指甲是筋之余，为肝胆之外候。肝藏血而主疏泄，因此望指甲可测知气血盛衰及其运行情况。望诊时应注意指甲颜色与形态的变化。

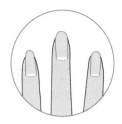

☞ 指甲变色——气滞血瘀

指甲红润含蓄光泽，坚韧而呈弧形，是气血旺盛、运行流畅、荣润于甲的征象。

红赤

指甲红赤多主热。指甲鲜红，多为阴液不足，虚热内生。红而紫主热毒炽盛，或风湿化热，痹阻经脉。红紫且暗或绛色为热病伤阴，多出现在热病后期。

变黄

指甲黄色，多为湿热熏蒸之故，是黄疸之征象，常伴面目、全身皮肤黄色。

淡白

指甲淡白色，多属气血亏虚，或阳虚气血失运。苍白无华，为肝血不足、脾肾阳虚。

指甲紫黑，主瘀血而痛，多属血脉瘀阻，血行不畅。黑而枯槁者多为凶候。

变青

指甲青色，以寒证为多，也可见于瘀血；若病久而见指甲青色，提示预后不良。

☞ **指甲纹异常**——亚健康状态

健康人的指甲表面有光泽，若甲纹干燥少光，出现纵横纹或突脊，则反映人体处于亚健康状态。

纵纹

指甲面上有数条明显纵纹，形成脊形，可能表明免疫功能差。如纵纹呈黑色，可能表示肝肾功能减弱。

横纹

指甲有横纹，出现突脊，可能提示消化系统有问题。

突脊交错

指甲上出现直立或水平状突脊，并且突脊交错，可能有关节炎的倾向。

☞ 指甲变形——*肝血虚、气血亏*

指甲外表平滑，有光泽，隐约可见平直细密条纹，略成弧形，大小不一，角质软韧，略有弹性。

反甲

指甲扁平而反凹，称为反甲，多为肝血虚所致。

干枯

指甲干枯多为肝热，或肝血虚、心阴虚。

脆裂

指甲菲薄脆裂，多为气血亏、精血少的征兆，亦可见于疠风、甲癣、久痹等病。

不平

指甲表面不平，呈串珠状，是风湿性关节炎的征兆。

弯曲

指甲延伸到指尖并向下弯曲是肺部损伤的征兆，如肺气肿、石棉沉着病。

隆起

指甲基部隆起，且白色部分很小，提示呼吸系统疾病，如肺气肿或慢性支气管炎。这种症状有遗传的可能。

厚甲

　　有先天和后天之分。慢性呼吸系统疾病、甲状腺或淋巴腺疾病等可能导致循环系统不好，影响肢体末端供血，也会导致指甲生长缓慢，角质层角化堆积，出现厚甲。

指甲分离

　　指甲与甲床分离，提示其他皮肤疾病、肿瘤、外伤或局限性感染。

☞ **甲态候病**——测病情轻重

　　甲态候病的方法是医生以拇指、食指按压患者指甲，随即放松，观察其甲色的变化及速度。

立即变红

　　如按压指甲变白，放开后即变红，为气血流畅，虽病较轻。

缓慢复红

　　如放开后血色恢复缓慢，可能是气滞血瘀。

不复红

　　如按之色白，放开后不复红，为气血运行不畅，多是血虚，病情较重。

🔍 望手掌

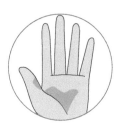

正常人的手掌呈淡红色，色泽光润，掌肉富有弹性。人双手上有多个经穴，与十二经脉密切相关，常常反映内在器官的功能变化。

☞ **手掌厚薄**——测脏气虚实

手掌红润厚实、握拳有力，是气血充实的表现；骨瘦掌薄、握拳乏力，是脏气不足、气血运行不畅的表现。

☞ **掌腕润燥**——测津液盈亏

掌腕肌肤滑泽，是津液充足之象；掌腕肌肤干涩，是津液不足的征兆。

掌心冒汗

掌心冒汗，提示可能为神经衰弱。如一年四季手足汗水淋漓，可能是多汗症。

鹅掌风

手掌水疱、脱屑、粗糙、干燥皲裂，自觉痒痛者，称鹅掌风（手癣）。鹅掌风因风湿蕴结，或血虚风燥、肤失濡养所致。

☞ 鱼际变化

鱼际是手拇指本节后肌肉丰满之处，其络脉称为鱼络。

鱼际削脱

鱼际大肉丰满，是胃有生气。鱼际大肉削脱，是胃无生气。

鱼络变色

鱼络色青，是胃中有寒，多疼痛。鱼络色赤，是胃中有热。鱼络淡白无华多血虚。

手掌大小鱼际出现片状红赤，像花岗石样红色斑状，为肝掌。肝掌多提示慢性肝炎、肝硬化等疾病。

专家提示

鱼际属手太阴肺经之部，因肺经起于中焦，故胃气亦上至手太阴肺经；加之鱼际位置易察，鱼络显露，故可候胃气之强弱。

☞ **手掌青筋**——反映体内瘀、痰、湿

手掌出现青筋，提示体内出现了瘀、痰、湿的病理变化，血液黏稠度增高，血流不畅，呈现"瘀血证"。

手心

手心满布青紫色脉络，可能有血脂高，易形成血栓，常见于脑血栓、脑梗死等。

颈反射区

中指下部、手掌上部的区域出现青筋，提示颈部经络不通，可能有甲状腺病变或慢性咽炎。

小指外侧

小指外侧出现青筋，可能提示先天肾气不足。

专家提示

手掌部的青筋，通常提示病情的变化。凸起较重、色泽较深，则病情严重。

第二掌骨侧全息穴位速诊

　　根据生物全息律，身体的某一局部都带有整体的全部信息。第二掌骨侧的全息穴位分布，远心端为头穴，近心端为足穴，反映一个倒立的人形。第二掌骨穴位群不仅是穴名所指的部位或器官，还包括与其处于同一横截面及其邻近的部位或器官。

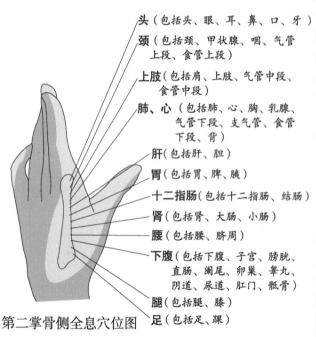

头（包括头、眼、耳、鼻、口、牙）

颈（包括颈、甲状腺、咽、气管上段、食管上段）

上肢（包括肩、上肢、气管中段、食管中段）

肺、心（包括肺、心、胸、乳腺、气管下段、支气管、食管下段、背）

肝（包括肝、胆）

胃（包括胃、脾、胰）

十二指肠（包括十二指肠、结肠）

肾（包括肾、大肠、小肠）

腰（包括腰、脐周）

下腹（包括下腹、子宫、膀胱、直肠、阑尾、卵巢、睾丸、阴道、尿道、肛门、骶骨）

腿（包括腿、膝）

足（包括足、踝）

第二掌骨侧全息穴位图

第一步 定位

左手托起右手，右手放松如握鸡蛋，虎口朝上。用左手拇指指尖在右手第二掌骨的拇指侧与第二掌骨平行处，紧靠第二掌骨且顺着第二掌骨长轴方向轻轻来回按压，可觉有一浅凹长槽，第二掌骨侧的穴位即分布在此浅凹长槽内。

第二步 按压

以左手拇指指尖，由远心端向近心端逐个按压穴位，按压时与穴位呈垂直方向。如此按压 1~2 次。

第三步 结果判断

如果按压某穴有明显的麻、酸、沉、胀、痛的感觉时，可稍用力揉压，若因不可忍受而躲闪、抽手等，则此点为压痛点，所对应的器官可能有病变。

1. 压痛点所对应的部位或邻近的部位有病变。

2. 右手穴位压痛反应较左手强，可能表明人体右侧病重或病在右侧。反之则左侧病重或病在左侧。

3. 压痛点与所对应的脏腑病变密切相关。如肺穴压痛除说明肺脏可能患病外，还可能说明与肺相关的皮、鼻患病；肝穴压痛除说明肝可能患病外，还可能说明眼部患病。

4. 若无压痛点，则相对应的人体部位可能无病变。

望手反射区

手反射区排列是有规律的，基本与人体解剖部位相一致，是按人体实际位置上下、左右、前后顺序精确排列的。

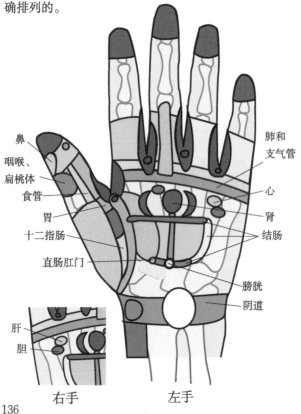

鼻

咽喉、扁桃体

食管

胃

十二指肠

直肠肛门

肺和支气管

心

肾

结肠

膀胱

阴道

肝

胆

右手   左手

136

☞ 浮

气色斑点显现的位置在皮肤表浅处，说明病在表，一般表示病情轻、易治。

☞ 沉

气色斑点显现的位置在皮肤较深处，说明病在里，一般表示病较重、慢性病。

☞ 淡

气色浅淡，为正气虚弱。

☞ 浓

气色深浓，是邪气盛的征象。

☞ 疏

气色斑点在反射区稀疏分布，表示病情趋于康复。

☞ 密

气色斑点在反射区密集存在，表示病情发展。

☞ 凸

在手某一区域内，有较周围皮肤凸起的点状形态，一般病程长，若凸起有带尖的、淡黄色的斑点，中间色重，点状周围边缘不清，则要考虑肿瘤。

☞ 凹

手的某一区域有较周围凹陷的点状形态，一般表示脏器溃疡、萎缩或术后瘢痕。

🔍 常见病手反射区自查

☞ 鼻反射区与咽喉、扁桃体反射区

急性鼻炎

　　鼻反射区手掌皮肤有浮、白或微红散在的斑点，提示急性鼻炎。

慢性肥厚性鼻炎

　　鼻反射区出现凸起的白色、黄色斑点，纹理粗乱，多为慢性肥厚性鼻炎。

变应性鼻炎

　　在鼻反射区有大小不规则的暗红色斑点，凸起不明显，多为变应性鼻炎。

急性咽喉炎

　　咽喉、扁桃体反射区出现灰白色或暗红色斑点，多为急性咽喉炎，小儿表现明显。

慢性咽喉炎

　　咽喉、扁桃体反射区有凸起的黄色斑点，多为慢性咽喉炎。

急性扁桃体炎

　　咽喉、扁桃体反射区及鱼际部出现暗红点，多为急性扁桃体炎，严重时出现瘀斑。

☞ 肺和支气管反射区

急性支气管炎

　　该反射区有较浮的白色斑点，色淡，呈疏散状，如同点片状的白云一样，可能为急性支气管炎初发期。

　　如点片状的斑点，色浓，发亮或红白相间，或整个支气管区偏红或潮红，可能为急重症支气管炎。

慢性支气管炎

　　该反射区皮肤纹理粗而厚，呈黄暗色或暗棕色，整个反射区凸起，可能为慢性支气管炎。

　　慢性支气管炎急性发作时，在此反射区上兼见花白或潮红色。

肺气肿、肺心病

　　一般肺气肿、肺心病，除了有慢性支气管炎的手征外，在肺反射区内亦有一片黄色斑点，心反射区暗青色较明显，手指的尖端发绀。

支气管哮喘

　　在此反射区中下部位，可见暗青色的凸凹不平、不甚明显的斑点，多为过敏反应性疾病，如支气管哮喘。如伴有严重感染时，可有类似支气管炎的手征。

支气管扩张伴咯血

　　此反射区有暗红色凸起的斑点，为支气管扩张伴咯血的手征。

肺结核

在此反射区的上1/3处,有很浓很密的沙砾状斑点,有一个至数个白色的边缘清楚的圆形或椭圆形斑点,多为肺结核的早期;斑点呈灰色或红白色,为活动期。

合并咯血者,在斑点中间有鲜红色的针尖大小的斑点。

如结核钙化,则在此反射区可见陈旧的、橘黄色的、老茧似的圆形或椭圆形孤零零的凸起,仔细观看方能找到。

肺炎

此反射区有散在的白色斑点或红白相间、棕色偏红的斑点,多提示肺炎。

白点色很浓,或红白相间或暗红色很浓、很明显,则肺炎较为严重。

肺癌

在肺和支气管反射区,有一个非常明显的黄棕色、深咖啡色、深紫色或暗青色边缘不清的凸起斑点,边缘呈锯齿状,好像有根一样,可能为肺癌。

☞ **食管反射区**

在食管反射区某点有凸起的暗棕色斑点,也可呈白色或青色、紫色,边缘不清,提示可能为食管炎或食管癌等病变。

☞ 心反射区

心绞痛

心反射区凹陷，并有条状凸起的黄棕色斑点，可能预示心绞痛发作。

心肌梗死

在心反射区有一圆形或椭圆形暗棕色斑点，可能预示心肌梗死。

心肌炎、扩张性心肌病

在心反射区或此反射区的某一部分可见白色、花白色或红棕色斑点，手指甲可发暗或青紫，可能提示心肌炎、扩张性心肌病。

风湿性心脏病

在心反射区、鱼际部可见暗青色斑点，多为风湿性心脏病的反映。

专家提示

若发现心肌梗死的先兆，应及时就医。

1. 突然明显加重的心绞痛发作。

2. 心绞痛性质较以往发生改变，或含服硝酸甘油不易缓解。

3. 疼痛伴有恶心、呕吐、大汗或明显心动过缓。

4. 老年冠心病患者突然出现不明原因的心律失常、心衰、休克、呼吸困难或晕厥等。

☞ 胃反射区

胃反射区有一个或数个凸起的暗红色、棕黄色斑点，形状不规则，根部不清，提示可能为胃溃疡、胃癌等病变。

☞ 十二指肠反射区

十二指肠反射区有一个或数个暗棕色或红棕色的圆形或椭圆形斑点，提示可能为十二指肠溃疡。

☞ 肝反射区

肝反射区有一个凸起的暗青色结节，边缘不清，晦暗无光，提示可能为原发性肝癌。

☞ 胆反射区

胆反射区有白色或白中兼红或沙砾样斑点，可能提示胆囊炎、胆囊结石。

☞ 肾反射区

单侧或双侧肾反射区有白色或暗黄色斑点，可能提示慢性肾炎。

☞ 直肠肛门反射区

直肠肛门反射区有凸起的黄棕色结节，边缘及根部界限不清，提示可能为肛管直肠癌。

☞ 结肠反射区

该反射区出现凸起的红棕色斑点，不规则，界限不清，提示可能为结肠癌。

☞ 膀胱反射区

在肾、膀胱反射区有凸起的不规则沙砾样斑点，提示可能为泌尿系统结石。

☞ 阴道反射区

子宫肌瘤

阴道反射区有凸起的红棕色斑点，提示可能为子宫肌瘤。

子宫颈癌

阴道反射区有凸起的不规则的暗青色斑点，可能提示宫颈癌。

专家提示

预防泌尿系统结石"一多四少"饮食法：

多饮水、不憋尿，每日饮水量要在 2500 毫升左右，饮水要分多次进行，并在全天中平均分配；

少吃肉类、动物内脏和豆类等嘌呤含量高的食物；

少吃富含草酸的食物，如菠菜等；

少吃含盐、含糖和含钙高的食物；

少喝啤酒和高硬度饮料。

腿足——足是健康的根基

望腿

　　腿部有着联络身体每一部位的重要穴位，望腿部形态可知人体的健康状况。正常人处直立状态，两脚并拢时，双膝关节应该紧紧地并拢在一起。

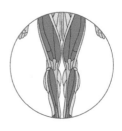

 ☞ **肢体肿胀**——水肿或热壅血瘀或丝
虫病

　　单侧或双侧下肢肿胀。

瘀血
　　若下肢肿胀，兼红肿疼痛者，多为瘀血或热壅血瘀所致。
水肿
　　若足跗肿胀，或兼全身浮肿，多见于水肿。
丝虫病
　　下肢肿胀，皮肤粗厚如象皮者，多见于丝虫病。

膝部肿大——热痹、气血亏虚或关节受损

双侧或一侧膝部肿痛。

热痹

膝部红肿热痛，屈伸不利，见于热痹，为风湿郁久化热所致。

鹤膝风

膝部肿大而股胫消瘦，形如鹤膝，称为"鹤膝风"，多因寒湿久留、气血亏虚所致。

膝盖骨或关节受损

膝部紫暗漫肿疼痛，因外伤所致者，为膝盖骨或关节受损。

肢体萎缩——气血亏虚或经络闭阻

四肢或某一肢体肌肉消瘦、萎缩，松软无力，多因气血亏虚或经络闭阻，肢体失养所致。

小腿青筋——寒湿内侵，络脉血瘀

小腿青筋暴露，形似蚯蚓，多因寒湿内侵，络脉血瘀所致。

☞ 肢体痿废——中风或截瘫

肢体肌肉萎缩，筋脉弛缓，痿废不用。

中风

若一侧上下肢痿废不用者，称为半身不遂，见于中风病人，多因风痰阻闭经络所致。

截瘫

双下肢痿废不用者，多见于截瘫病人，多由腰脊外伤、瘀血阻络所致。

☞ 下肢畸形——先天不足或后天失养

先天不足，肾气不充，或后天失养，发育不良。

"O"形腿或"X"形腿

直立时两踝并拢而两膝分离，称为膝内翻（又称"O"形腿）；两膝并拢而两踝分离，称为膝外翻（又称"X"形腿）。

足内翻或足外翻

踝关节呈固定内收位，称足内翻；呈固定外展位，称足外翻。

☞ **肢体不能自主**——多主惊风、气血亏虚或动风之兆

下肢不能自主，伸屈不利或抖动不定。

四肢抽搐

　　四肢筋脉挛急与弛张间作，舒缩交替，动作有力。见于惊风，多因肝风内动、筋脉拘急所致。

手足拘急

　　手足筋肉挛急不舒，屈伸不利。在足可表现为踝关节跖屈，足趾挺直而倾向足心。多因寒邪凝滞或气血亏虚，筋脉失养所致。

手足颤动

　　双手或下肢颤抖或振摇不定，不能自主。多由血虚筋脉失养或饮酒过度所致，亦可为动风之兆。

手足蠕动

　　手足时时瘛动，动作迟缓无力，类似虫之蠕行。多为脾胃气虚、筋脉失养，或阴虚动风所致。

扬手掷足

　　热病之中，神志昏迷，手足躁动不宁。此为内热亢盛，热扰心神所致。

专家提示

　　小儿"O"形腿的主要原因为维生素D缺乏性佝偻病，早期以多汗、易惊为主要症状，如不及时纠正，会影响骨骼发育。

🔍 望足

足部是人体之根，是人体元气凝聚之点。连接人体脏腑的十二经脉有一半起止于足，有60多个穴位汇集在足上。按照"生物全息论"的观点，足穴同耳穴、第二掌骨侧一样，是人体的缩影，联系着全身各脏腑器官。

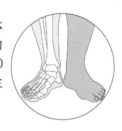

☞ 足掌变色

五个趾腹与足掌颜色应为粉红色，并且颜色均匀，如出现色泽不一致或有瘀血点，可能反映血管变化。

紫色血丝

足掌出现紫色血丝，可能有心脏病、肝脏疾病。

变青

足掌变青，提示存在肾虚、寒凝等状况，可能有肾结石。

泛白

足跟泛白，提示体弱，可能为气血两亏。

☞ 足弓变形——扁平足或高弓足

正常人的足弓弧度均匀，足弓变形常见两种：足弓扁平或足弓偏高。

扁平足

扁平足又称平足症，指足弓低平或消失，患足外翻，站立、行走的时候足弓塌陷，引起足部疼痛的一种畸形。很多平足者特别是儿童平足没有症状，也不需要治疗，只有少部分儿童平足可能会逐渐引起整个身体体态的变化，有一部分平足可能合并足部骨结构异常。

扁平足可以是先天的，也可以是后天获得的。如关节退变、创伤、糖尿病、类风湿关节炎、神经性病变、肿瘤、胫后肌腱功能不全等均可引起扁平足。

应在发现后积极进行检查和治疗，以明确病因，预防可能出现的骨与关节的不可逆病变。

高弓足

先天性高弓足又称爪形足，是一种以足纵弓较高为主要表现的常见畸形。少部分为先天性发病，多数为3岁后发病，系神经系统疾患所致，如脊髓栓系综合征、脊髓空洞、遗传性神经疾患等。

治疗时主要是减轻症状，但是高弓足多是神经肌肉性疾病所引起的畸形，应该进一步检查，寻找原发性疾病或潜在的发病因素，如做肌电图、头颅或脊髓 CT 或 MRI 检查。

☞ 趾甲变色

健康人的趾甲呈粉红色，表面平滑、有光泽而半透明，甲根有半月痕。

变白

趾甲苍白，可能提示贫血。趾甲灰白，可能提示甲癣。

发青

趾甲发青，可能提示心血管病。

变黄

趾甲变黄，可能提示肾病综合征、甲状腺功能减退症和黄疸型肝炎等。

变紫

趾甲变紫可能是心肺病的征象。

血斑

趾甲下有血斑，可能患再生障碍性贫血等血液系统疾病。

黑线

趾甲下出现一条或数条纵行黑线，可能提示内分泌功能失调。

☞ **趾甲变形**——亚健康状态

健康人的趾甲，颜色粉红，如樱花瓣。

疲劳

　　如果趾甲有纵行条纹，则可能表示极度疲劳状态，机体功能低下。

☞ **蹬趾外翻**

　　可由多种原因造成，如遗传，经常穿高跟鞋、尖头鞋等，扁平足者也较容易形成蹬趾外翻。

☞ **踝部充血或水肿**

　　踝部充血，多见于踝关节扭伤；足踝部周围的皮肤出现水肿，多与肾脏及循环系统疾病有关。

足部全息反射区包含人体的整体信息，这些反射区具有与人体器官相对应的特点，它们之间的生物特性相似度较大，当人体某器官发生病理变化时，足部反射区会首先做出反应，提示我们做好预防与治疗。

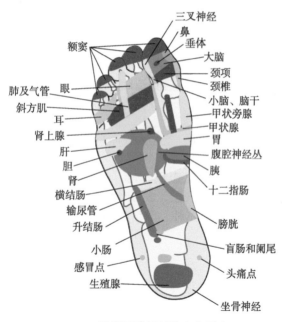

三叉神经
鼻
垂体
额窦
大脑
颈项
颈椎
肺及气管　眼
斜方肌
耳
肾上腺
肝
胆
肾
横结肠
输尿管
升结肠
小肠
感冒点
生殖腺
小脑、脑干
甲状旁腺
甲状腺
胃
腹腔神经丛
胰
十二指肠
膀胱
盲肠和阑尾
头痛点
坐骨神经

足底反射区图（右足）

☞ 气感

气感的产生是由于局部血液循环障碍、供氧不良导致的。当用手指向一个方向推压时，手会感觉到气体的存在，在反射区也会有明显的疼痛。遇到气感，表示该反射区所对应的器官有功能性变化。

各反射区遇到的气感不一样，在皮下组织致密的反射区（如额窦、三叉神经、鼻、大脑等反射区）呈捻发样感觉；在皮下组织疏松的反射区（如肾、输尿管、膀胱、胃和小肠等）呈水泡样感觉。一般从前向后推按到后 1/3 处，才能感受到气体。

☞ 颗粒

颗粒由代谢产物中的酸类或晶体物质沉积在局部所致。手感与气体不一样，气体是时有时无，轻压就可以感觉到，重压则无，颗粒是有实物感，越重压越明显。遇有颗粒，表示相应器官有炎症、钙化或结石等，多为器质性病变。

☞ 条索状物

手感为不规整的长条样物质，轻、重压都可感觉到，多表示相应的器官有陈旧性病变，或表示相应部位曾经动过手术或有外伤。

☞ 块状物

块状物大小不一，大的如蚕豆，小的比黄豆还小，手感软硬不一。在不同的反射区，块状物可能是功能性变化，也可能是器质性病变。

🔍 常见病足反射区自查

机体出现异常时，如营卫壅滞，阴阳失和，足部也会出现变色、变形、压痛等异常情况。双足的各反射区好像是反映全身状况的一面镜子，它用无声的语言提示我们的身体健康状况。

☞ 肾上腺反射区

肾上腺反射区较深，面积又很小，不易感觉到异常。但患有肾上腺疾病者，都有典型症状。

> **慢性肾上腺皮质功能减退症**
>
> 出现色素沉着，多发生于皮肤及黏膜。色素为棕褐色，其分布是全身性的，但以暴露部位及易摩擦部位更明显，如面部、手部、乳晕、甲床、足背、瘢痕和腰部等。
>
> **皮质醇增多症（库欣综合征）**
>
> 多见于 30~40 岁女子。大多数有向心性肥胖，以面部、颈及躯干部更为明显，四肢相对瘦小，脸圆如满月，红润多脂，常有粉刺，腹大呈球形，上背部多脂肪沉着。
>
> 典型病例身体可出现粗大紫纹，分布于下腹部及大腿上部内外侧、肩、膝等处，紫红色对称，中间较宽而两端较窄。

按摩： 用拇指指腹按揉 1~3 分钟。多用于肾上腺功能亢进、低下，心律不齐，糖尿病，各种炎症，风湿病，关节炎等病症。

☞ 肾、输尿管、膀胱反射区

用拇指指腹反复推按，会发现在输尿管反射区的中间有明显的颗粒，属正常结构。这三个反射区容易遇到气感、颗粒和条索状物，较少遇到块状物。

肾虚、尿频、尿急等

气体的手感似水泡还有波动，表示可能有肾虚、尿频、尿急、排尿不畅，有些人腰酸腿软，在此反射区也会有气感。

肾炎、肾结石、泌尿系感染

该反射区颗粒的出现，可见于肾炎、肾结石、泌尿系感染等病症。

肾病或泌尿系感染

观察反射区的纹理变化，正常纹理长而较深。如遇到小碎纹，方向杂乱，与周围皮肤比较，该反射区皮肤干枯，则表示长期患有肾病或泌尿系感染。如有瘀斑或片状色素沉着，也可能是肾或泌尿系统疾病。

排尿困难

正常人此反射区外观上不应有凸出，如明显高于其他区域，多见于排尿困难。

按摩：用拇指指腹按揉1~3分钟。多用于肾脏、输尿管、膀胱及尿道等泌尿系统疾患。

☞ 小脑、脑干反射区

检查时，用拇指指端按压并稍向后旋力。正常人可触及一突起骨尖，手感光滑，是正常结构。如碰到小骨尖，还可碰到类似骨尖样物的颗粒；或者骨尖不光滑、粗糙，也可能会被认为是颗粒。在从骨尖向后推按时才能感觉到气体，呈微小水泡感。

痴呆症的早期、小脑萎缩等

气感多见于痴呆症的早期、头晕、小脑萎缩、臂丛神经麻痹等，酒精中毒或颈项疾患有时也会出现气感。

运动神经损伤、半身不遂等

在此反射区发现颗粒，可见于语言障碍、半身不遂、运动神经损伤、脑外伤和脑震荡后遗症等。

小脑萎缩早期

此反射区不应凸出，颜色不应过深，不应呈深紫色或灰暗色。此反射区外形变化和颜色的变化都可作为诊断信息。

老年人小脑萎缩早期会出现此部位凹陷，随着病情的发展凹陷加深。有的无凹陷，但颜色发紫、发青或发黑，也都表示异常。片状色素沉着，也可能提示肾或泌尿系统疾病。

按摩：以一手握脚，另一手的拇指指端施力按摩1~3分钟。多用于脑震荡、高血压、脑肿瘤、头晕、头痛、失眠等。

☞ 垂体反射区

垂体反射区是深反射区，用食指第一指间关节的顶点揉动或用拇指端深压，只能摸到颗粒。

> **生长异常**
>
> 如触摸到颗粒，表示机体生长发育异常。后天性垂体变化，会引起整个内分泌功能失调。
>
> **内分泌功能失调**
>
> 在压按前此反射区在外形上不应有凹陷，如有凹陷，可能有内分泌功能失调。此种情况，一般四五十岁的人较常见。

按摩：用一手食指第一指间关节外侧突出部按压，另一手固定受者足部，逐次加力。按压时要垂直用力，位置不可移动；用力要由轻渐重。多用于内分泌功能失调、更年期综合征、小儿生长发育不良、抗衰老等。

☞ 三叉神经反射区

用拇指指端向心推压此反射区，也可出现气感或颗粒。

> **牙痛、感冒、偏头痛**
>
> 气感多出现在此反射区后 1/3 处，手感如捻发样；颗粒可发生在此反射区任何部位。牙痛、感冒、偏头痛或面神经麻痹在此反射区都可能出现气感或颗粒。

当足趾互相挤压，把第二趾压变形，使三叉神经反射区被压平，蹒趾端呈三角形时，可能经常偏头痛。

按摩：以一手握脚，另一手的拇指指端施力按摩1~3分钟。该反射区较为敏感，用力逐次加大，但不宜过大。多用于偏头痛、三叉神经痛、牙痛及五官科的病症。

☞ 额窦反射区

蹒趾的额窦反射区任何部位都可能出现气感，另外四个足趾的额窦反射区的气感多发在后1/3处，气感的手感似捻发样，病人会感觉此处明显疼痛，多见于感冒头痛、头晕或神经衰弱等，另外此处不易遇到颗粒。

按摩：用一手固定足趾，从蹒趾额窦反射区外缘向内按摩3~5次，其余足趾的额窦反射区由足尖向足跟按摩3~5次。

☞ 鼻反射区

可触及气感或颗粒。气感的手感似捻发的感觉，多出现在该反射区的拐弯处。颗粒可出现在任何部位。

感冒或鼻炎

感冒或鼻炎时此反射区会出现气感。

慢性鼻炎、萎缩性鼻炎

慢性鼻炎、萎缩性鼻炎时此反射区都会有颗粒出现。

☞ 颈椎反射区

观察踇趾第一趾骨内侧有无颗粒，以辅助诊断有无颈椎增生或其他颈部疾病。颈椎反射区主要用于治疗。

按摩：可用拇指推法，推的力度要均匀，并由轻逐次加重而达到适宜的刺激量。可舒筋、活血、通脉。

☞ 甲状旁腺反射区

用拇指端在踇趾的内侧跖趾关节缝外推按，遇到颗粒，表示钙磷代谢失调，可能有骨质疏松、骨质增生或癫痫病。

按摩：可用拇指定点按压此反射区 3~4 次。

☞ 大脑反射区

在此反射区可遇到气感、颗粒与条索样物，较少遇到块状物。

> **感冒、失眠、头晕头痛、高血压病或低血压等**
>
> 气体的感觉如捻发样，可出现在姆趾中腹的任何部位，多见于感冒、失眠、头晕头痛、高血压病或低血压等。
>
> **长期脑血管疾病等**
>
> 长期脑血管疾病、中风后遗症、癫痫、脑炎后遗症等，可在此区出现颗粒。
>
> **脑外伤等**
>
> 条索样感觉多见于脑外伤，如头部曾经做过手术及头部陈旧性外伤或脑震荡后遗症。
>
> **脑血管供血不良**
>
> 当刮压姆趾趾腹时，观察血流充盈时间，一般压按后颜色由白到红需3秒，如超过3秒则表示可能是低血压、心动过缓或贫血，脑血管供血不足。

按摩：可用食指刮压法，用食指中节背面由远侧至近侧压刮，逐次加力。要根据受术者的耐受程度来决定力度大小，必要时可加用拇指、食指的捏揉。

☞ 颈项反射区

在此反射区的足心内侧边每人都有一条索状物，是正常结构。而在其他部位出现气感、颗粒或条索状物则为异常。

落枕

在颈项反射区出现气感，多见于落枕、椎管狭窄等。

颈椎骨质增生

若在颈项反射区出现颗粒或条索状物，多数是颈椎骨质增生，也有因外伤或手术所致者。

按摩：采用拇指指腹推压法。边推压边由外向内旋扭移动，亦可由内向外推压。用力由轻逐次加重，另一手要扶住足部。以受术者感到酸痛为度。可疏通经络，柔颈止痛。用于颈部酸痛、颈部软组织损伤、落枕、颈椎病、高血压病、头痛、头晕。

☞ 甲状腺反射区

在甲状腺反射区，由内向外推压至拐角处会遇到一粒状物，是正常结构。此反射区常见气体、颗粒或条索状物。

心功能异常

此反射区出现气感，多与心功能有关，如心律失常、心动过速、心动过缓或早搏等。患者多有情绪激动、烦躁、多汗、记忆力减退等表现。

甲状腺器质性病变

此反射区出现颗粒，多表示甲状腺本身器质性病变，如甲状腺肥大、甲状腺肿瘤及甲状腺功能减退或亢进等。

曾做过手术

此反射区出现条索状物，可能表示其曾经做过手术。

按摩：用拇指推压法，也可用食指刮压法。用力要均匀，动作要协调。可调节激素分泌，平衡阴阳，能够促进小儿长高。用于甲状腺功能亢进或低下、失眠、心悸、情绪不佳、肥胖症等。

☞ 眼反射区

此反射区很敏感，检查时在反射区上均匀涂上油膏，再进行推按。在第二、第三趾眼反射区的后半部，有时能摸到气感或颗粒。

> **视疲劳**
>
> 推按时有粗糙感，可能表示视疲劳。
>
> **眼功能异常**
>
> 气感的手感如水珠样，可能表示眼功能有异常。
>
> **白内障、青光眼、视网膜及眼底病变**
>
> 在此反射区发现颗粒，可能表示眼部器质性病变，如白内障、青光眼、视网膜及眼底病变。

按摩：按照从足底第二至第三足趾根部掌面推按 3~5 次。可用于结膜炎、角膜炎、近视、老花眼、青光眼、白内障等眼疾和眼底的病变。

> **专家提示**
>
> 经常食用富含蛋白质、维生素 A、B 族维生素和维生素 C 的食物，保证营养均衡，对保护眼睛很有帮助。

☞ 耳反射区

用手推耳反射区，会出现粗糙感、气感或颗粒。

感冒、耳鸣、外耳道湿疹等

粗糙感多见于耳鸣重听，气感多见于感冒、耳鸣、外耳道湿疹等。

中耳炎、耳道疖肿等

颗粒多见于中耳炎、耳道疖肿、中耳性耳聋或耳外伤。

听力减退

小趾如被第四趾压着并且弯曲不直，可能听力会逐渐减退。

按摩：用食指第一指间关节顶压此反射区，也可用拇指尖捏掐此反射区，由轻渐重。可补肾，开窍，聪耳。用于各种耳病、眩晕、晕车、晕船等。

专家提示

揉搓双耳可疏通经络，对肾脏及全身脏器均有保健作用。

双手食指弯曲与拇指一起由上至下揉搓耳郭，揉50次左右，到耳朵发热为止。双手掌心摩擦发热，轻握双耳郭，先从前向后，再从后向前，分别揉搓50次，使耳郭皮肤略有潮红，以局部稍有热感为度。

☞ 斜方肌、肺及气管反射区

通常将斜方肌反射区与肺及气管反射区一同检查。检查时，用拇指由后向前纵向推按，易出现气感与颗粒。

受风、颈椎病

气感出现在肺及气管反射区前半区域，可考虑是脊背受风、颈椎病。

肺部疾病

气感如出现在肺及气管反射区后半区域，应左右两侧对照，发现两侧反射区都有反应，多是肺部疾病。

背部肌肉损伤

颗粒靠近斜方肌反射区，可见于背部肌肉损伤。

呼吸道炎症

颗粒发生在肺及气管反射区，可见于呼吸道炎症或肺结核钙化灶。

陈旧性疾病

若在此两反射区生有脚垫，多为早年患过结核或其他肺部严重感染。

按摩：斜方肌反射区——用食指中节从外向内压刮，每次压刮的力度均匀并逐次加重。可舒筋活络，祛风除湿。用于落枕、颈背酸痛、手臂无力酸麻等。

肺及气管反射区——以一手持脚，另一手半握拳，食指弯曲，以食指第一指间关节顶点施力，自内侧（踇趾一侧）向外侧（小趾一侧）按摩 4~5 次。用于上呼吸道炎症、肺结核、肺气肿、胸闷等病症。

☞ 脾反射区（左足）

用拇指端或用食指关节顶点顶压脾反射区，会出现颗粒。人出生以后生长在自然环境中，或多或少都生过病，有过感染。因此，正常人此反射区都有一颗粒，如果出现一团颗粒则属于异常情况。在此反射区仅能出现颗粒。

此反射区有较多颗粒时，多见于严重消化不良、贫血、免疫力低下、体弱多病，或者曾经患过结核病、血吸虫病、黑热病及疟疾等。有时也要考虑结肠的问题。

按摩：用拇指指腹按揉5~10次，力度适中。可用于发热、炎症、贫血、高血压病、肌肉酸痛、食欲不振、消化不良、皮肤病，可增强免疫力等。

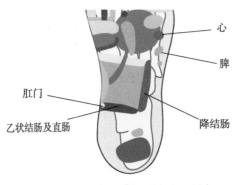

足底反射区图（左足）

☞ 心反射区（左足）

检查心反射区时，手法要轻，可出现气感、颗粒、条索状物或块状物。其气感与其他反射区感觉不一样。

心律不齐、心动过速、心动过缓

当用拇指指腹向前横推时，如果感到粗糙，即可认为是气体。多见于心律不齐、心动过速、心动过缓。

心脏器质性病变

在此反射区出现颗粒，多见于心脏器质性病变，如心肌肥厚、瓣膜病变、陈旧性心肌炎等。气体有时也有颗粒样感觉，分辨方法是气体重压则无，颗粒重压则更明显。

大血管病变

在此反射区出现条索状物，多见于大血管病变，如主动脉硬化、瓣膜病变或损伤，或心区曾动过手术。

心包积液

在此反射区出现块状物，多见于心包积液。

按摩：用拇指指尖掐按 10~20 次。对心脏病者，手法宜轻些。可用于心脏病、高血压病、失眠、盗汗、心区疼痛等。

☞ 胆反射区（右足）

当往深处顶压此反射区时，如足部不是十分瘦弱，其手感应该柔软。

胆壁厚

按压此反射区时如很僵硬，似顶到木板上，可考虑胆壁厚，多见于胆囊炎或泥沙样结石。

胆囊炎或胆结石

按压此反射区时遇有颗粒，也可考虑胆囊炎或胆结石。

胆囊息肉

按压此反射区时如有线条样感觉，可考虑胆囊息肉。

按摩：用食指第一指间关节顶压此反射区，顶压方向应斜向外上方，不要移动或旋扭。力度均匀，并由轻逐次加重。操作1~3分钟，以受术者能耐受为度。可用于胆囊疾病、肝脏疾病、失眠、消化不良、胃肠功能紊乱等。

☞ 肝反射区（右足）

检查时用拇指指腹向前推按，常出现气感和颗粒，也可见条索状物或块状物。此反射区不应出现异物或颜色的变化。

消化不良

气感多见于消化不良，或是长期服用化学药品、嗜酒者。

肝炎或肝胆结石

颗粒多见于各型肝炎或肝胆管结石。

肝炎或肝胆手术后

条索状物，可能是其曾患过肝炎或右上腹动过手术。

肝囊肿、肝硬化

块状物可见于肝囊肿、肝硬化。

脂肪肝

如肝反射区后方肌肉皮肤稍僵硬，患者身体又稍胖，可考虑脂肪肝。

按摩：自足跟向趾端压刮 3~5 次。用于肝炎、肝硬化、肝功能不全、高脂血症、扭伤、眼疾、眩晕等病症。

☞ 腹腔神经丛反射区

用拇指指腹向前推按，可遇到气感和颗粒。

自主神经功能失调

气感多见于自主神经功能失调，如神经性呕吐、打嗝、腹胀、严重消化不良，或心律失常等。

肾脏病变

颗粒可能见于上述自主神经功能失调症状，也可能见于肾脏疾病。

按摩：用拇指指腹按摩 1~3 分钟。可用于腹腔内各器官病症，主要用于治疗消化系统、神经系统疾病。

专家提示

自主神经能够自动调整与个人意志无关的脏器的作用和功能。如心脏的跳动、肠胃的消化吸收作用等，都是由自主神经控制的。

如果自主神经系统的平衡被打破，便会出现各种各样的功能障碍，即称为自主神经功能失调。

☞ 胃、十二指肠反射区

以拇指指腹推按胃、十二指肠反射区，能触到气感、颗粒、条索状物及块状物。

消化不良、呃逆、恶心

气感如水泡样感觉，多见于消化不良、呃逆、恶心。

胃炎、胃或十二指肠溃疡

颗粒多见于各型胃炎、胃或十二指肠溃疡。

陈旧性病变

条索状物多见于做过手术、陈旧性溃疡或胃炎等。

胃结石

块状物多见于胃结石，呃逆、胃胀、消化不良病程较长者在此反射区也会出现块状物。

胃癌

胃癌患者在此反射区也会有块状物出现，但多数表现为颗粒。

按摩：胃反射区——用食指第一指间关节顶压此反射区，力度由轻逐次加重。若有胃病症状时，此反射区可有明显的敏感点，此时要双手配合，形成适宜的力度。多用于胃部疾病、厌食、消化不良、糖尿病等。

十二指肠反射区——用拇指指腹按揉1~3分钟。多用于十二指肠疾病、腹部饱胀、消化不良等病症。

☞ 胰反射区

正常胰反射区仅有稍小一点软物。

高血糖、低血糖及脂肪代谢异常

异常的胰反射区可出现较大而硬的块状物，长可达1厘米，宽0.3~0.4厘米，多提示胰腺功能异常，常见于高血糖、低血糖及脂肪代谢异常等病症。

按摩：用拇指指腹按揉1~3分钟。多用于腹胀、消化不良及十二指肠溃疡等。

专家提示

胰的外分泌液含有各种消化酶。而内分泌腺胰岛分泌的胰岛素起着降低血糖、促进肝糖原的合成等作用；胰高血糖素可以促进肝糖原分解，使血糖升高。

☞ 小肠反射区

此反射区纹理变化不多。

消化不良、营养障碍或腹胀

在此反射区的后 1/3 处发现气感，多表示消化不良、营养障碍或腹胀。

免疫功能低下或泌尿系统病变

在此反射区触及竖的块状物，可考虑为免疫功能低下，也可能是泌尿系统疾患。

严重的感染，长期发热

严重的感染，长期发热用药无效者，在此反射区后 1/3 处出现一横的硬块，似门槛，军团病患者多有此现象。

消化不良、营养障碍

儿童此部位若出现颜色发青或凹陷，多提示消化不良、营养障碍。

按摩：由足趾端向足跟端压刮 3~5 次。多用于胃肠胀气、腹泻、腹痛、便秘、急慢性肠炎以及心脏方面的疾病等。

☞ 结肠反射区

包括升结肠（右足）、横结肠（右足）、降结肠（左足）、乙状结肠及直肠（左足）反射区。

用拇指指腹或食指指间关节顶点进行推压，可遇到颗粒或块状物。横结肠反射区不易出现异常，降结肠与乙状结肠及直肠反射区易出现异常。

便秘、结肠炎或慢性痢疾

在降结肠与乙状结肠及直肠反射区出现块状物，多提示便秘、结肠炎或慢性痢疾。

腹泻或过敏性肠炎

在降结肠与乙状结肠及直肠反射区出现颗粒，提示可能有腹泻或过敏性肠炎。

癌变

如果此反射区的块状物很硬，久不消退，同时有血便，应考虑到癌变的可能。

习惯性便秘

习惯性便秘者此反射区内会有硬块，排便后硬块可能消退，而癌症患者此区的块状物不会时有时无。

按摩：升结肠反射区——用拇指向趾根方向推按或掐按 5~10 次；横结肠反射区——用拇指指间关节从内向外刮按 5~10 次；降结肠反射区——用拇指指腹向足跟方向推按 5~10 次；乙状结肠及直肠反射区——用拇指指腹向足内侧推按 5~10 次。多用于消化系统疾患。

☞ 生殖腺反射区

此反射区无外观变化，为不敏感的反射区，虽用力顶压亦无明显痛感。

严重的关节炎、风湿

严重的关节炎、风湿患者，此反射区存在敏感痛。

不孕症或性功能障碍

触压生殖腺反射区时，疼痛可上传至腹股沟，多提示不孕症或性功能障碍。

跟骨骨刺

若在此反射区遇到颗粒，大而固定，一般是跟骨骨刺。40岁以上中老年人易出现，经踩压老化后疼痛可以消失，但颗粒不会消失。

严重的更年期综合征、自主神经功能紊乱或内分泌功能紊乱

有的人足后跟周围痛，不敢着地，时间持续较长，年龄多在40岁以上，并且足后跟干裂，多提示严重的更年期综合征、自主神经功能紊乱或内分泌功能紊乱。

男女生殖系统疾患

此反射区出现颗粒时，女性可能为附件炎、盆腔炎、盆腔结核、月经不调、痛经等，男性可能为睾丸或附睾炎症，睾丸或下腹部损伤时此反射区也会有颗粒。有时男性肾虚、尿频尿急，在肾、输尿管、膀胱反射区没有异常，而在此处会发现颗粒。

卵巢囊肿、腹股沟疝等

此反射区出现块状物时，女性可能为卵巢囊肿，男性可能为腹股沟疝、睾丸结核等。

不孕不育症

男女性的不育症和不孕症，此反射区有明显触痛。

按摩： 用拇指指腹按揉1~3分钟。用于性功能障碍、不孕不育、月经不调、痛经、乳腺炎、乳腺增生、更年期综合征等。

专家提示

不孕症是由于多种疾病和病因所致，增强体质、纠正贫血和营养不良、积极治疗全身性慢性疾病、戒烟戒酒等，都有利于不孕症患者恢复生育能力。

☞ 子宫、前列腺反射区

用拇指指腹按压此反射区，均匀平滑为正常，异常时可出现气体、颗粒、条索状物或块状物。

> **生殖系统炎症、痛经或前列腺肥大等**
>
> 发现气感，提示女性痛经、尿路感染、尿失禁、子宫位置不正等，男性前列腺肥大、尿频、尿急、排尿困难等。
>
> **子宫或前列腺病变**
>
> 发现颗粒，多提示女性宫颈炎、宫颈糜烂、子宫肌瘤、避孕器反应、子宫脱垂，男性前列腺炎、前列腺癌、前列腺肥大。
>
> **女性陈旧性疾病**
>
> 发现条索状物，多提示女性绝育手术后、子宫手术后、陈旧性疾病。此反射区若有一边缘整齐的斜线，多反映生育时阴道撕裂或剪切瘢痕。
>
> **肿瘤等**
>
> 发现块状物，提示女性子宫占位性病变、子宫位置不正，男性前列腺肿瘤、前列腺肥大等。

按摩： 用屈曲的食指桡侧缘自足跟向足尖刮压 3~5 次；前列腺或子宫反射区的敏感点，定点按揉 3~5 次。多用于前列腺肥大、前列腺癌、尿频、排尿困难、尿道痛、子宫内膜炎、子宫肌瘤、子宫内膜异位症、子宫发育异常、痛经、子宫癌、子宫下垂、白带过多、高血压等疾患。

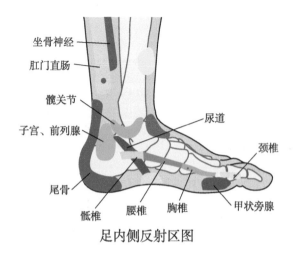

坐骨神经

肛门直肠

髋关节

子宫、前列腺

尿道

颈椎

尾骨

骶椎

腰椎

胸椎

甲状旁腺

足内侧反射区图

☞ **髋关节反射区**

　　用拇指以踝关节为中心，向心推按。可能发现颗粒，多见于髋骨损伤、股骨头坏死、股骨颈骨折及髋关节炎。

按摩：用拇指指腹沿从前下方向后上方沿弧度推按 2~3 分钟。多用于髋关节疼痛、坐骨神经痛、股骨颈骨折引起的疼痛、臀肌损伤、下肢瘫痪以及膝、肘、肩、踝、腕等关节疾病。

☞ 脊柱反射区（颈椎、胸椎、腰椎、骶椎）

推按时在胸椎反射区与腰椎反射区之间有一块明显的肌肉，手感柔软，是正常结构。如果此肌肉延长，过宽过硬，多提示腰肌劳损、腰痛。颈椎、胸椎、腰椎三个反射区可出现气感、颗粒、条索状物和块状物。

受风、肌紧张

气感多见于腰受风、腰肌紧张。

腰扭伤、腰椎间盘突出等

颗粒多见于腰扭伤、脊椎骨质增生、腰椎间盘突出等。

陈旧性腰损伤

条索状物多提示陈旧性腰损伤或腰部做过手术。

脂肪瘤或肾囊肿等

块状物多见于肥胖型体质，亦可见于多发性脂肪瘤或肾囊肿、多囊肾等。

长期腰痛或腰损伤

此反射区若有瘀血，多见于长期腰痛或腰损伤。

按摩： 用拇指指腹向踝关节方向推按2~3分钟。多用于脊柱部位的各种疾病。

☞ 坐骨神经反射区

对内侧坐骨神经反射区从踝关节向膝推按，可触到块状物及颗粒。

下肢循环障碍

块状物较多，出现在此反射区下 1/2 部位时，考虑下肢循环障碍。

血糖代谢异常

血糖代谢异常出现高血糖或低血糖时，在胰反射区和坐骨神经反射区内侧中段都会出现异常。

糖尿病

糖尿病患者会在内侧坐骨神经反射区中段出现块状物。初发现而未经治疗的糖尿病，显示的包块大而柔软；已经治疗并已控制的糖尿病，包块缩小而坚硬，并且贴缩在胫骨后缘。

按摩：从下向上，逐次加力，按摩前要涂抹按摩膏，以便于操作和防止皮肤损伤；推的速度宜缓慢。可用于坐骨神经痛、坐骨神经炎、腰椎间盘突出症、急性腰扭伤、双下肢末梢神经炎、膝和小腿疼痛、中风、糖尿病等。

☞ 尾骨反射区

用食指第一指间关节顶点按推，在反射区拐弯处有一小颗粒，为正常结构。其他部位如触到颗粒，一般为尾骨损伤，如骨折或挫伤。

☞ 肛门直肠反射区（内侧）

该区的下 1/3 为肛门反射区，上 2/3 为直肠反射区。此处能触及颗粒和块状物。

痔、结肠炎、慢性痢疾

痔、结肠炎、慢性痢疾等患者，此反射区多出现颗粒。

便秘、腹泻、占位性病变

便秘、腹泻、占位性病变患者，此反射区则多出现块状物。

按摩： 用拇指指腹从上向下推揉 2~3 分钟。多用于痔、便秘以及乙状结肠、直肠和肛门疾病。

☞ 肘关节和肩关节反射区

用拇指指端触摸反射区，可触及颗粒，不易触到其他异常。

肘关节损伤、网球肘

肘关节损伤、尺骨鹰嘴损伤、网球肘等损伤，在肘关节反射区可触及颗粒。

肩周炎、肩臂酸痛、肩关节损伤

肩关节反射区也同肘关节反射区一样，触摸时见颗粒，多提示肩周炎、肩臂酸痛、肩关节损伤。

按摩： 用拇指指腹向足踝方向推揉 2~3 分钟。多用于肩关节和肘关节疾病。

☞ 膝关节反射区

对此反射区的检查需推按到靠近跟骨处才能触及颗粒，半月板损伤、髌骨骨折、髌骨软化、关节炎等都可在此反射区出现颗粒样反应。

按摩：用拇指指腹向足踝方向推揉 2~3 分钟。用于膝关节疾病、腿肿、腿沉、腿无力。

☞ 下腹部反射区

若在此反射区触到包块，手感大而软，女性多见于痛经、月经不调、闭经等症。男性则与内侧的肛门直肠反射区反应相同。

按摩：用拇指指腹从上向下推揉 2~3 分钟。多用于生殖系统疾病和其他下腹部疾病。

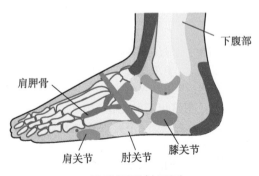

足外侧反射区图

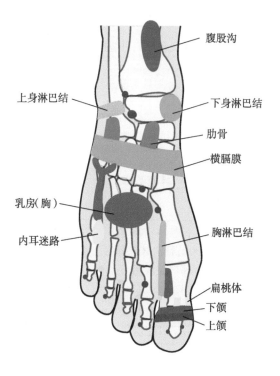

腹股沟

上身淋巴结

下身淋巴结

肋骨

横膈膜

乳房(胸)

胸淋巴结

内耳迷路

扁桃体

下颌

上颌

足背反射区图

☞ 扁桃体反射区

扁桃体炎
    在此反射区触及颗粒，可能提示扁桃体炎。
扁桃体肥大
    若此反射区肌肤很厚且柔软，可能表示扁桃体肥大。

按摩：用拇指指腹按揉1~3分钟。多用于咽喉炎、扁桃体炎等。

☞ 上颌、下颌反射区

牙痛、牙周炎、口腔溃疡等
    在此反射区触到气体和颗粒，多提示牙痛、牙周炎、口腔溃疡等口腔疾患。

按摩：用拇指和食指掐揉1~3分钟，或用圆珠笔的圆头进行刺激。多用于口腔溃疡、牙痛、牙周病、咽喉部感染等。

☞ 乳房（胸）反射区

在此反射区的后 1/2 部分，许多人出现条索状物和颗粒，属正常。因此，可通过反射区前 1/2 部分来检查诊断。在其前半部分可触及气体、颗粒、条索状物和块状物。

肺气肿、哮喘、咳嗽

气体多见于肺气肿、哮喘、咳嗽等。

胸、肺和胸膜的炎症等

颗粒多见于胸、肺和胸膜的炎症，肺结核钙化灶，乳腺炎等，曾患过乳腺炎、乳腺小叶增生、胸部做过手术者此反射区可出现条索状物。

乳房肿瘤

块状物多见于乳房肿瘤。

胸闷气短

如果在此反射区推按时起点处手感皮肤粗糙，多提示胸闷气短。

按摩：用双手拇指指腹压住反射区，由足趾向踝关节方向推压 1~3 分钟。多用于胸痛、胸闷、乳腺炎、乳腺增生、咳嗽等。

☞ 上、下身淋巴结反射区

这两个反射区很深，不能触及颗粒、条索状物和块状物。按压此两反射区，其正常反应为外侧比内侧痛感明显。

如按压时发现内侧比外侧痛，则表示异常，主要是传导通路有问题，中风患者会出现此反应。

按摩：用拇指指尖点按1~3分钟。多用于各种炎症、发热、水肿等。

☞ 内耳迷路反射区

此反射区的手感应为明显的沟缝，短浅窄为正常，饱满膨隆则多提示晕船、耳鸣、头晕。经常睡眠不好的病人此反射区也较饱满。

肥胖者胸淋巴结和内耳迷路两反射区多饱满，应注意分辨。

按摩：用拇指指腹按揉1~3分钟，多用于头晕、眼花、晕车晕船、高血压病、低血压、耳鸣等。

☞ 胸淋巴结反射区

此反射区宽深长为正常，短窄为不正常，可触及气体和条索状物。

咳嗽、感冒、气管炎、肺气肿

气体多见于咳嗽、感冒、气管炎、肺气肿等。

气管或食管疾患

条索状物如出现在此反射区靠后部位，横向几条，多提示气管或食管疾患。

慢性咽炎

条索状物出现在此反射区靠脚趾部位，多见于咽喉疾患，慢性咽炎最多见。

呼吸道病症

此反射区饱满膨隆，多提示上呼吸道经常发炎等。

食管癌、甲状腺肿瘤

此反射区饱满紧实，多提示食管癌、甲状腺肿瘤等。

按摩：用拇指指腹按揉1~3分钟。多用于各种炎症、胸痛等。

检查判断的注意事项

▷ 1 足底皮肤太厚，无法触摸清楚，不宜检查。

▷ 2 长期穿按摩拖鞋，或是过度饮酒的人，足底不敏感。

▷ 3 长期站立工作的人，足底阳性反应多。

▷ 4 长期生病、卧床3个月以上的病人；或运动员，足部损伤多，不宜检查。

▷ 5 在青春期，可能许多反射区都出现阳性反应，不一定是病变。

▷ 6 天气过分寒冷，足部皮肤肌肉僵硬；或刚用热水洗过脚，不宜检查。

▷ 7 体位不合适，影响血液循环，不宜检查。

▷ 8 情绪激动不稳定，天气炎热或环境嘈杂，或过于疲劳等状况下，也不宜检查。

通过足部反射区来检查自身的健康状况，一般需重复3~5次才能作出初步结论，同时要配合其他检查手段和相关症状。

专题三：望小儿指纹——三关测轻重

　　指纹是浮露于小儿两手食指桡侧前缘的脉络。观察小儿指纹形色变化来诊察疾病的方法，称为"指纹诊法"，仅适用于3岁以下的幼儿。指纹观察部位有手太阴肺经的一个分支，故与诊寸口脉意义相似。

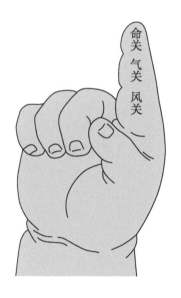

命关
气关
风关

婴儿指纹三关

正常指纹

络脉色泽浅红兼紫，隐隐于风关之内，大多不浮露，甚至不明显，多呈斜形、单枝、粗细适中。

望指纹的方法

指纹分"风""气""命"三关，即食指近节为"风关"，中节为"气关"，远节为"命关"。

将患儿抱到向光处，医者用左手的食指和拇指握住患儿食指末端，以右手拇指侧面在其食指掌侧，从命关向气关、风关直推几次，用力要适当，使指纹更为明显，便于观察。

望小儿指纹的要点

浮沉分表里，红紫辨寒热，淡滞定虚实，三关测轻重，纹形色相参，留神仔细看。

专家提示

查看指纹时，应以自己的拇指侧面，推小儿食指三关，切不可用指腹来推。

同时，只可从命关推向风关，切不可从风关推向命关。此指纹愈推愈出，若原指纹未透关，误推而出，大损肺气，因此推时当慎重。

🔍 看纹位——三关测轻重

纹位是指纹出现的部位。根据指纹在手指三关中出现的部位，以测邪气的浅深、病情的轻重。

邪浅病轻

指纹显于风关附近，为病邪初入之象，病情轻微，治之甚易。

病情较重

指纹过风关至气关，为邪气正盛，病已深入。

邪陷病深

指纹过气关达命关，则邪气弥漫，充塞经络，是邪陷病深之兆。

病情危重

若指纹透过风、气、命三关，一直延伸到指甲端，即所谓"透关射甲"，提示病情危重。

🔍 看纹色——红紫辨寒热

纹色的变化，主要有红、紫、青、黑、白等色的变化。

外感风寒

纹色鲜红，多属外感风寒。

热证

　　纹色紫红，多主热证。

风证或痛证

　　纹色青，主风证或痛证。

血络闭郁

　　纹色青紫或紫黑色，是血络闭郁。

脾虚

　　纹色淡白，多属脾虚。

🔍 看纹形——浮沉分表里，淡滞定虚实

　　纹形即指纹的深、浅、粗、细等变化。

表证

　　纹形浮而明显，主病在表。

里证

　　纹形沉隐不显，主病在里。

虚证

　　纹形细而色浅淡，多属虚证。

实证

　　纹形粗而色浓滞，多属实证。

望诊除了整体望诊、头面望诊、舌诊、手足望诊，还包括望皮肤、望分泌物、望二便等。

🔍 望皮肤

望皮肤要注意皮肤的色泽及形态改变。皮肤色泽亦可见五色，皮肤发赤、发黄在临床上常见而又有特殊意义。

☞ **皮肤发赤**——心火偏旺又遇风热恶毒

皮肤忽然变红，如染脂涂丹，称为"丹毒"。可发于全身任何部位，初起鲜红如云片，往往游走不定，甚者遍身。

因部位、色泽、原因不同而有多种名称，发于头面称"抱头火丹"，发于躯干称"丹毒"，发于胫踝称"流火"。但都属于心火偏旺，又遇风热恶毒所致。

☞ 皮肤发黄——脾胃寒湿或肝胆湿热

皮肤发黄，且面目、爪甲皆黄，则为黄疸。分阳黄、阴黄两大类。

脾胃或肝胆湿热

阳黄，黄色鲜明如橘色，多因脾胃或肝胆湿热所致。

脾胃寒湿

阴黄，黄色晦暗如烟熏，多因脾胃为寒湿所困。

☞ 皮肤浮肿或干燥——水湿或津液耗伤或瘀血阻滞

皮肤浮肿多见于下肢，手足部皮肤常干燥粗糙。

水湿泛滥

皮肤虚浮肿胀，按有压痕，多属水湿泛滥。

津液耗伤或精血亏损

皮肤干瘪枯燥，多为津液耗伤或精血亏损。

瘀血阻滞

皮肤干燥粗糙，状如鳞甲，称肌肤甲错。多因瘀血阻滞，肌失所养而致。

☞ 皮肤长痈、疽、疔、疖

痈、疽、疔、疖都为发于皮肤体表部位、有形可诊的外科疮疡疾患。

痈

红肿热痛，浅而高大，未脓易消，已脓易溃易敛。一般来说，痈为阳证，因热毒熏蒸、气血瘀滞所致，其来势凶猛。痈不发生于头面。

疽

漫肿无头，肤色不变，边界不清，无热少痛，未脓难消，已脓难溃。疽为阴证，因寒邪郁结、气血凝滞所致，患部多麻痛。疽多发于项后及背部。

疔

初起如粟，根深形小，状如针，顶白而痛。疔因邪毒侵袭、气血凝滞而致，发病迅速，而且病情较重。疔发无定所，随处可生，一般以头面及四肢较为多见。

疖

浅表局限，形小而圆，红肿热痛不甚，易溃易敛，反复发作，因湿热蕴结所致。疖发于皮肤浅表，随处可生，多生于头、面、颈、项及臂、臀等处。

☞ 皮肤长斑疹、痘、疱

皮肤起疱、斑、疹，多为高出皮肤表面的局限性隆起，可单发，也可集簇出现。

斑、疹

斑和疹都是皮肤上的病变，是疾病过程中的一个症状。斑色红，点大成片，平摊于皮肤，摸不应手。疹形如粟粒，色红而高起，摸之碍手，根据病因不同可分为麻疹、风疹等。

白痦与水疱

白痦与水疱都是高出皮肤的病疹，疱内为水液，白痦是细小的丘疱疹，而水疱则泛指大小不一的一类疱疹。

专家提示

单纯疱疹，中医称为热疮，是一种由疱疹病毒所致的病毒性皮肤病，具有传染性。发病时要保护皮肤不受损伤，衣服和被褥要柔软，勤剪指甲。

🔍 望呕吐物

胃气以降为顺，胃气上逆，使胃内容物随之反上出口，则成呕吐。由于致呕的原因不同，故呕吐物的性状及伴随症状亦因之而异。

寒呕

呕吐物清稀无臭，多是寒呕。多由脾胃虚寒或寒邪犯胃所致。

热呕

呕吐物酸臭秽浊，多为热呕。因邪热犯胃，胃有实热所致。

痰饮阻胃

呕吐痰涎清水、量多，多是痰饮内阻于胃。

食积

呕吐未消化的食物，腐酸味臭，多属食积。

肝气犯胃

呕吐频发频止，呕吐不化食物而少有酸腐，为肝气犯胃所致。

肝胆郁热或肝胆湿热

呕吐黄绿苦水，因肝胆郁热或肝胆湿热所致。

胃热或瘀血

呕吐鲜血或紫暗有块，夹杂食物残渣，多因胃有积热或肝火犯胃，或素有瘀血所致。

🔍 望痰

痰是机体水液代谢障碍的产物。古人云："脾为生痰之源，肺为贮痰之器"，其形成主要与脾、肺两脏功能失常有关。

热痰

痰黄黏稠，坚而成块，属热痰。因热邪煎熬津液所致。伴有怕热、喜凉饮、舌红苔黄腻等症状。

寒痰

痰白而清稀，或有灰黑点，属寒痰。因寒伤阳气，气不化津，湿聚而为痰。伴有怕冷、喜热饮、舌苔薄白或腻等症状。

湿痰

痰白滑而量多，易咳出，属湿痰。因脾虚不运，水湿不化，聚而成痰，滑利易出。伴有身重、倦乏、便溏、舌苔薄白或白腻等症状。

燥痰

痰少而黏，难于咳出，属燥痰。因燥邪伤肺所致。伴有口鼻咽燥、舌苔薄黄等症状。

热伤肺络

痰中带血，或咳吐鲜血，为热伤肺络。

风痰

开始痰白稀，以后可转黄黏痰。由风邪侵肺即伤风引起。伴有畏风、舌苔初起薄白后转薄黄等症状。

🔍 望唾涎

正常唾液无色、无味。一般体质强健的人唾液分泌比较充盈旺盛，年老体弱者唾液分泌不足。

脾虚

口角流涎不能自主，质清量多，以脾虚为主。

脾胃湿热

口流浊涎黏稠，则为脾胃湿热。

虫积、胃热

小儿流涎可由虫积、胃热引起。

胃寒、食积或肾虚

吐出唾沫且量多，多因胃寒、食积或肾虚饮泛而致。

🔍 望月经

月经血一般呈暗红色，不凝固。一般女性月经期无症状，有时可有困乏、乳房胀痛、下腹或腰骶部酸胀下坠等，还可有便秘、腹泻或头痛等，多在月经后自然消失。

血热

月经量多，质稠或夹血块，色深红，多为血热。

气虚

月经量多，质稀，色淡红，多为气虚。

瘀血

月经色暗，兼夹血块，多为瘀血。

肝气郁结

月经量或多或少，色或深或淡，为肝气郁结所致。

🔍 望白带

妇女阴道有少量白带，多为正常。一般月经中期白带增多，稀薄透明；排卵后白带又变黏稠，浑浊而量少。经前及孕期白带均有所增多。若带下量多，或淋漓不断等，即为带下病。

湿证

带下色白为寒湿，色黄为湿热，赤白相兼为肝经湿热，各色相兼称为五色带，为妇科危重病证。

虚证、实热等

带下清稀为虚寒，稠黏为实热，呈涕唾状为脾虚夹湿，似脓液状为内痈等。

🔍 望脓液

脓液为皮肉的液状腐败物，多见于外科疮疡。脓液一般为灰黄色或黄白色的浓稠状液体。

排邪外出

若脓液色黄白质稠，色泽鲜明，为气血充盛而排邪外出。

疮疡顺证

若脓液色黄白质稀，色泽明净，为疮疡顺证，是正气胜邪的表现。

火热内盛

若脓液黄浊质稠，色泽不净，为火热内盛。

毒邪内陷

若脓液色绿黑，质稀，为毒邪内陷，病情深重。

专家提示

一般排出物色泽清白，质地稀，多为寒证、虚证；色泽黄赤，质地黏稠，秽浊不洁，多属热证、实证；如色泽发黑，夹有块物，多为瘀证。

🔍 望粪便

主要观察粪便的颜色及便质、便量。粪便色黄，呈条状，干湿适中，便后舒适，则为正常。

粪便清稀

粪便清稀，完谷不化，或如鸭溏，多属寒泻。

粪便色黄稀清如糜，有恶臭，属热泻。

粪便燥结

粪便燥结，多属实热证。

粪便干结如羊屎，排出困难，或多日不便而不很痛苦，为阴血亏虚。

粪便如黏冻，夹有脓血，并且兼有腹痛、里急后重，则多为痢疾。

粪便异色

粪便黑如柏油，是胃肠出血，可能有胃溃疡、十二指肠溃疡或胃癌等疾病。

粪便色白，多属脾虚或黄疸。

小儿绿色粪便，多为消化不良的征象。

粪便下血

如果是先血后便，血色鲜红，是近血，多见于痔出血。

如果是先便后血，血色褐暗，是远血，多见于胃肠病。

🔍 望尿液

观察尿液时要注意颜色、尿质和尿量的变化。正常尿液颜色淡黄，清净不浊，尿后有舒适感。

尿量异常

尿液清长量多，伴有形寒肢冷，多属寒证。

尿液短赤量少，伴有灼热疼痛，多属热证。

尿浑浊

尿浑浊如膏脂或有滑腻之物，多是膏淋。

尿浑浊如米泔水，形体日瘦，多为脾肾虚损。

尿有沙石

尿有沙石，小便困难而痛，为石淋。

尿血

尿中带血，为尿血，多属下焦热盛，热伤血络。

尿血伴有排尿困难而灼热刺痛者，是血淋。

🔍 望外阴

观察男性阴茎、阴囊和睾丸是否正常，外阴有无硬结、肿胀、溃疡和其他异常的形色改变。

睾丸异常

小儿睾丸过小或触不到，多属先天发育异常。

外阴肿胀

外阴肿胀而不痛不痒多为水肿。阴囊肿大一般为疝气。

外阴湿疹

若阴囊或外阴红肿、瘙痒、灼痛，多为湿疹，多由肝经湿热下注所致。

外阴收缩

男性阴囊阴茎收缩，拘急疼痛，称为阴缩。多因寒邪侵袭肝经，凝滞气血，肝脉拘急收引所致。

🔍 望肛门

观察肛门有无红肿、痔、裂口、瘘管及其他病变。

痔

肛门内外生有紫红色柔软肿块、突起，多由肠中湿热蕴结或血热肠燥，或久坐、负重、便秘等，使肛门部血脉瘀滞所致。

肛裂

肛门的皮肤黏膜有狭长裂伤，可伴有多发性小溃疡，排便时疼痛流血。多因热结肠燥或阴津不足或湿热下注所致。

发热

引起发热的病因有很多，可大致分为感染性和非感染性两种。感染性发热是由感染了细菌、病毒、真菌、寄生虫等引起，最为常见。非感染性发热，可见于大手术后、内出血、大血肿、大面积烧伤、肿瘤、风湿病、甲状腺功能亢进症等。

🔍 高热不退或长期低热

当口温高于 37.3℃，一日间的温差变化超过 1.2℃，即称之为发热。37.3~38℃为低热，38.1~39℃为中热，39.1~41℃为高热，41℃以上为超高热。

专家提示

体温变化均指未用抗生素和解热药情况下的体温变化。热型和个体反应强弱亦有关。如老年人休克型肺炎，可无高热，甚或无发热，致其不具有肺炎的典型热型。

高热不退

病人高热不退，无畏寒，多见于里实热证。是正盛邪实，里热内蕴，蒸达于外之象。

长期低热

长期低热的原因有很多，常在午后和夜间出现低热，早晨热势减退，是阴虚所致。病人常兼有五心烦热、口干咽燥、颧红、盗汗、体倦乏力、舌红少苔、脉细数等症状。

气虚也可导致长期低热。气虚发热除发热日久不退和热度不高外，还伴有面色淡白、食欲不佳、倦怠乏力、气短懒言等症状。

专家提示

一般成人，清晨安静状态下的口腔（舌下）温度，波动于 36.3~37.2℃，且不同个体的正常体温略有差异。在出现以下情况时，更应及时去医院就诊。

1. 高热持续不退。

2. 长期低热。

3. 发热伴异常消瘦。

4. 高热突然下降到正常体温以下。

5. 发热伴剧烈头痛。

6. 发热伴面色发黄。

🔍 体温上升期

发热一般可分为三个阶段：体温上升、高热持续期、体温下降期。

体温上升期，机体常表现为疲乏、不适感、肌肉酸痛、皮肤苍白、干燥、无汗、畏寒或寒战等。

体温骤升

体温在几个小时内达 39~40℃或以上，常伴有寒战，见于大叶性肺炎、疟疾、急性肾盂肾炎。

体温缓升

体温于数日内缓慢上升达高峰，见于伤寒、结核病等。伤寒以阶梯状上升的高热为特征。

🔍 高热持续期

在高热持续期，体温已达高峰，临床表现为皮肤潮红而灼热、呼吸加快，可伴出汗。根据高热持续时间，可分为以下几种。

稽留热

体温持续于 39~40℃，达数天或数周，24 小时内波动范围不超过1℃。见于大叶性肺炎、伤寒、斑疹伤寒的发热极期。

不规则热

发热无一定规律，可见于结核病、风湿热、支气管肺炎、渗出性胸膜炎、感染性心内膜炎等。

弛张热

体温在 39℃以上，但波动幅度较大，24 小时内体温差达 2℃以上。体温最低时一般仍高于正常水平。可见于败血症、风湿热、重症肺结核、化脓性疾患。

间歇热

高热期和无热期交替出现，体温波动幅度达数度。无热期持续一天乃至数天，反复发作。可见于疟疾、急性肾盂肾炎。

回归热

体温急骤升至 39℃以上，持续数天后又骤然降至正常水平，高热期与无热期各持续几天，见于回归热、霍奇金淋巴瘤、周期热。

🔍 体温下降期

由于机体防御功能和适当的治疗，疾病得到控制，体温恢复正常。

体温骤降

体温于数小时内迅速下降至正常，有时可低于正常，伴有大汗，见于疟疾、大叶性肺炎、急性肾盂肾炎、回归热。

体温渐降

体温于数天内逐渐降至正常，如伤寒、风湿热。

恶心、呕吐

恶心与呕吐是临床常见症状，平常吃东西不合适、喝酒过多等都可引起呕吐。恶心常为呕吐的前驱感觉，但也可单独出现。呕吐过程可分为三个阶段：恶心、干呕与呕吐，但有时可无恶心或干呕的先兆。

恶心与呕吐

呕吐不伴恶心

呕吐突然发生，无恶心、干呕的先兆，伴明显头痛，且呕吐于头痛剧烈时出现，常见于神经血管性头痛、脑震荡、脑出血、脑炎、脑膜炎及脑肿瘤等。

呕吐伴恶心

多见于胃源性呕吐，如胃炎、胃溃疡、胃穿孔、胃癌等，呕吐多与进食、饮酒、服用药物有关，吐后常感轻松。

呕吐物数量

大量呕吐

呕吐物如果量大，提示幽门梗阻、胃潴留或十二指肠淤滞症（肠系膜上动脉综合征）。

少量呕吐

呕吐常不费力，每口吐出量不多，可有恶心，进食后可立即发生，吐完后可再进食，多见于神经官能性呕吐。

呕吐物性质

呕吐物酸臭

呕吐物酸臭或呕吐隔日食物，见于幽门梗阻、急性胃炎。

呕吐物中有血

应考虑消化性溃疡、胃癌。

呕吐黄绿苦水

应考虑十二指肠梗阻。

呕吐物带粪便

见于低位肠梗阻晚期，如小肠低位梗阻。

呕吐时间

清晨呕吐

多见于妊娠呕吐和酒精性胃炎呕吐。

食后即恶心、呕吐

如果食物尚未到达胃内就发生呕吐，多为食管疾病，如食管癌、食管贲门失弛缓症。食后即恶心、呕吐，伴腹痛、腹胀，常见于急性胃肠炎、阿米巴痢疾。

饭后几小时呕吐

饭后2~3小时呕吐，可见于胃炎、胃溃疡和胃癌。饭后4~6小时呕吐，可见于十二指肠溃疡。

夜间呕吐

呕吐发生在夜间，且量多有发酵味，常见于幽门梗阻、胃及十二指肠溃疡、胃癌。

疼痛

疼痛可发生于身体任何部位，原因也十分复杂，因此如果身体某部位出现不明原因的疼痛，特别是出现不易缓解、难以忍受的剧烈疼痛，千万不要自服止痛药，应立刻上医院检查，以免服药后掩盖症状，耽误病情。

🔍 头痛

头痛是一种常见症状。大多数头痛无特异性且预后良好，如感冒头痛，感冒痊愈后头痛自然消失。但是有些头痛症状却是严重疾病的信号，如脑肿瘤。

头痛的部位

全头痛

多见于急性感染性疾病，如感冒、脑炎等，以及神经衰弱、动脉硬化、脑供血不足。

前额痛

多见于眼、鼻疾病。眼病引起的头痛多在眼区周围，多伴有视力下降、眼睛不适感。鼻炎和鼻窦炎多有前额痛，但多数情况下伴目眶下痛、鼻流脓涕等症状。

头侧部痛

头侧部疼痛多与耳部疾病如中耳炎、乳突炎有关。从中医学来看，侧头痛多与少阳经病变有关。

头顶疼痛

多见于神经衰弱。从中医学来看，头顶痛与足厥阴肝经有关。

后头疼痛

多见于感冒、高血压病、颈椎病等。从中医学来看，后头痛与太阳经病变有关。

头痛性质和程度

跳痛

多见于高血压病、血管性头痛、急性发热性疾病、脑肿瘤、神经官能性头痛。

电击样痛

多见于原发性三叉神经痛，疼痛沿三叉神经分布放射。

炸裂样痛

多见于蜘网膜下腔出血。病人常有头被猛击一下的感觉，继之出现炸裂样剧痛，伴恶心、呕吐、颈部僵硬、烦躁不安。

紧箍样头痛

提示紧张性头痛，头痛发作时头部沉重，有紧箍感，似戴了一顶沉重的帽子。热敷及按摩头部可减轻疼痛。

> **剧烈头痛**
>
> 多见于三叉神经痛、偏头痛、蛛网膜下腔出血、脑膜炎等疾病。
>
> **轻度、中度头痛**
>
> 多见于眼、鼻、牙齿疾病引起的疼痛,脑肿瘤引起的疼痛在长时间内可能是轻度和中度疼痛。

头痛发生和持续时间

> **晨起头痛**
>
> 后头部位的头痛,特别是清晨痛得厉害,随着时间的推移,逐渐好转,可能是高血压的征象。晨间加剧的深部头钝痛可见于颅内占位性病变。有规则的晨间头痛可见于鼻窦炎。
>
> **入夜头痛**
>
> 疼痛于夜间发生,持续数周至数月后自行缓解,提示丛集性偏头痛。头痛入夜加重,甚至闭眼,提示急性虹膜睫状体炎头痛。
>
> **经期头痛**
>
> 妇女每逢月经期或行经前后,即出现明显的正、偏头痛。
>
> **长时间头痛**
>
> 神经官能性头痛以病程长、明显的波动性和易变性为特点。脑肿瘤头痛多呈慢性进行性,早期可间以或长或短的缓解期。

餐后 3 小时左右头痛

　　头痛于餐后 3 小时左右发生，呈间断性，进食后缓解，多为低血糖性头痛。

阅读后头痛

　　长时间阅读后头痛多与眼部疾病有关。

激发、加重、缓解头痛的因素

直立位头痛加重

　　多见于腰椎穿刺后的头痛。

直立位头痛减轻

　　多见于丛集性头痛。

转头、低头、咳嗽时头痛加重

　　多见于脑肿瘤、脑膜炎引起的头痛。

随颈部运动而头痛加重

　　多见于颈肌急性炎症所致的头痛。

随颈部运动而头痛减轻

　　多见于与职业有关的颈肌过度紧张所致的头痛。

专家提示

　　当出现头痛时，切不可简单服用止痛药。头痛急性发作并伴有发热，多属感染（如脑炎等）。对于慢性长期头痛更不应轻视，应及时至医院就诊，明确病因，对症下药。

🔍 胸痛

引起胸痛的常见原因有炎症、内脏缺血、肿瘤以及心脏神经官能症等。胸痛的剧烈程度不一定与病情轻重相对应。发生胸痛时，根据对胸痛的部位、性质、伴随症状和影响胸痛的因素的观察，来判断引起胸痛的病因尤为重要。

胸痛部位

心前区疼痛

心前区是指左前胸部，心前区疼痛多见于心绞痛和急性心肌梗死。

胸骨后疼痛

多见于食管疾患、膈疝、纵隔肿瘤，亦可见于心绞痛、急性心肌梗死。

沿肋间疼痛

肋间神经痛的疼痛沿肋间分布，带状疱疹时胸部皮肤上出现大量小水疱群，沿肋间神经分布，但不过身体中线，且有明显痛感。

第 1、第 2 肋软骨痛

见于非化脓性肋软骨炎，因其多侵犯第 1、第 2 肋软骨，患处隆起，疼痛剧烈，但皮肤多无红肿。

灼痛或刺痛

肋间神经痛表现为沿肋间分布的阵发性灼痛或刺痛。食管炎或膈疝时胸骨后呈灼痛或灼热感。

酸痛

多见于胸壁肌肉痛或骨痛。

压榨样疼痛

心绞痛时心前区常呈压榨样疼痛。疼痛时心前区像压了许多东西，以致觉得有透不过气的感觉。

锥痛

所谓锥痛，就是如锥扎似的疼痛。可见于主动脉瘤侵蚀胸壁时，也可见于骨痛。

闷痛

见于原发性肺癌、纵隔肿瘤。

胸骨压痛

白血病，尤其是急性白血病时，胸骨压痛是十分重要的体征。压痛最明显的部位是胸骨体下部，因此对于非外伤引起的胸骨压痛应及时至医院就诊。

专家提示

胸痛伴咳嗽，常见于气管、支气管、胸膜疾病；伴吞咽困难，常见于食管疾病；伴咯血，常见于肺结核、肺梗死、原发性肺癌；伴呼吸困难，常见于大叶性肺炎、自发性气胸等。

🔍 腹痛

腹痛多因腹内组织或器官受到某种强烈刺激或损伤所致，也可由胸部疾病及全身性疾病所致。腹痛分为急性腹痛和慢性腹痛。

☞ 急性腹痛

急性腹痛可由内科、外科、妇产科、儿科疾病引起。急性腹痛起病急、病情重、变化快，当出现急性腹痛时，应注意观察腹痛的性质和变化，及时就医。

疼痛部位

中上腹痛

多为胃痛，与胃炎、胃溃疡、胃痉挛等疾病有关。

右上腹痛

与肝胆疾患有关。可见于胆石症、胆囊炎、急性病毒性肝炎等。

脐周痛

见于小肠绞痛、肠寄生虫病。

下腹痛

见于结肠绞痛、急性盆腔炎。

耻骨上痛

见于膀胱疾病，如急性膀胱炎等。

麦氏点痛

麦氏点指右髂前上棘与肚脐连线的中 1/3 与外 1/3 交点处，即右下腹偏外处。急性阑尾炎疼痛常位于麦氏点。

疼痛性质和程度

剧烈的刀割样、烧灼样持续性腹痛

消化性溃疡穿孔常突然发生,呈剧烈的刀割样、烧灼样持续性中上腹痛。

胆绞痛、肾绞痛、肠绞痛所致疼痛也相当剧烈,病人常呻吟不已,辗转不定。

钻顶样痛

剑突下钻顶样痛是胆道蛔虫梗阻的特征。

持续性、广泛性剧烈腹痛

见于急性弥漫性腹膜炎。

☞ 慢性腹痛

慢性腹痛是指慢性长期性腹痛，其腹痛多不剧烈，时轻时重。慢性腹痛起病缓慢，病程长，或由急性腹痛转变为迁延性的腹痛。慢性腹痛部位多与罹患疾病的器官部位相一致。

腹痛部位

上腹部或剑突下疼痛

多由受第6~第8胸神经支配的器官病变引起，如食管、胃、十二指肠、胰、胆道等。

右下腹部疼痛

多见于回盲部病变，如慢性阑尾炎、肠结核等。

下腹疼痛

如位于下腹偏左，多见于菌痢、肠炎等结肠疾患。女性下腹慢性腹痛多由妇科疾病引起，如慢性盆腔炎、附件炎等。

广泛不定位慢性腹痛

多见于结核性腹膜炎、腹膜转移癌、腹膜粘连、结缔组织病。

腹痛的性质

持续性或间歇性钝痛或隐痛

多见于腹腔脏器慢性炎症引起的疼痛，如慢性胃炎、慢性胆囊炎、慢性盆腔炎、慢性胰腺炎等。

发作性胀痛或绞痛

多见于慢性胃扭转、肠扭转。肠寄生虫病时多呈发作性绞痛。

腹痛与体位的关系

左侧卧位疼痛减轻

胃黏膜脱垂病人左侧卧位常使腹痛减轻，而右侧卧位时疼痛加剧。

站立或运动后腹痛加剧

胃下垂或肾下垂病人，站立过久或运动时出现腹痛或腹痛加剧，而在仰卧位或垫高髋部后疼痛缓解。

仰卧位腹痛加剧

胰体癌病人仰卧时腹痛出现或加剧，而在前倾坐位或俯卧位时疼痛缓解。膈疝病人上腹痛在食后仰卧位时出现，而在站立位时缓解。

俯卧位时腹痛缓解

十二指肠淤滞症（肠系膜上动脉综合征）时上腹胀痛，并于俯卧位时缓解。

🔍 腰痛

腰痛主要由感受寒湿或湿热之邪，外邪阻滞经脉而引起；或因气滞血瘀，跌扑损伤，使气血运行不畅，经络气血阻滞不通而发生；或先天禀赋不足或久病体虚、年老体衰、房事不节致肾精亏损而致。

弯腰、挑重担、举重物时腰痛

当用力弯腰、挑重物或举重物之后，突然发生腰痛，且腰椎两旁肌肉发生痉挛而有触痛，提示可能为急性腰扭伤或腰肌劳损。

腰痛向下肢放射

如"炸裂"一样痛，并向大腿后侧、小腿外侧放射，有针刺或电击样感觉，腰痛过后下肢麻胀。躺下后症状减轻，站立、行走、咳嗽、打喷嚏、排便用力时腰痛加重，提示可能为腰椎间盘突出症。

腰痛，尤以第4~5腰椎旁疼痛明显，并向一侧下肢放射，甚至有明显的麻胀感，平卧时患侧下肢不能直腿抬起，提示可能为根性坐骨神经痛。

专家提示

中医学认为腰为肾之府，故腰痛与肾脏的关系最为密切。但内科、外科、神经科、妇科等疾病也能引起腰痛。因此，当发生腰痛时，切不可简单地认为是肾虚而滥用补品。

一侧腰腹突发"刀割"样绞痛

一侧腰腹部突然发生"刀割"样绞痛，沿输尿管走行方向放射到下腹部、会阴及大腿内侧，可持续几分钟到几小时。腰痛发作时病人弯腰拱背，坐卧不宁，面色苍白，大汗淋漓。疼痛后多有不同程度的血尿，多见于泌尿系结石。

腰痛伴尿频、尿急、尿痛

腰痛伴有小便次数多、小便急、尿痛，提示可能为泌尿系感染。

腰痛伴肾区叩击痛

腰痛，当叩击腰部时疼痛尤剧，应考虑到肾盂肾炎、肾结核、肾周围脓肿等肾脏疾病。

腰痛伴白带增多

许多妇女以腰酸痛、白带多就诊，多由生殖系统炎症引起，如宫颈炎、盆腔炎、附件炎等。

房劳、产育过多后腰痛

房事过频、妇女生育子女过多或者流产次数过多后出现腰部酸痛，其他检查均正常，此即中医所说肾气亏虚，腰府失养所致腰痛。

咳嗽

咳嗽是人体的一种保护性反射动作。其实呼吸道感染时，咳嗽也是一种保护性反射，通过咳嗽将病理性分泌物——痰排出体外。很多疾病都可能引起咳嗽。

🔍 生理性咳嗽

生理性咳嗽通常是一种为了排出呼吸道异物的生理性保护措施。通常生理性咳嗽对人体是有益的。

异物进入呼吸道

如饭粒、瓜子、水、药粒等进入呼吸道引起的呛咳，通过咳嗽可排出异物。

挥发性气体和有害空气

如汽油、硫黄、煤烟尘埃等进入呼吸道而引起咳嗽。

呼吸道有不适感

当呼吸道有不适感时，我们一般会有意地咳嗽几次，可保持呼吸道通畅。

专家提示

对慢性咳嗽，特别是那些不剧烈的慢性咳嗽，要引起重视。特别是慢性咳嗽伴发热、消瘦时要警惕肺结核、呼吸系统原发肿瘤的危险性，应及时到医院检查。

🔍 病理性咳嗽

由疾病引起的咳嗽称为病理性咳嗽。

咳嗽的性质

干性咳嗽

咳嗽而无痰或痰量甚少称为干性咳嗽。常见于急性咽喉炎与急性支气管炎的初期、胸膜炎、轻度肺结核等。中医学认为干咳与津液不足有关，在外感病中可见于燥邪伤肺，在内伤病中见于肺阴不足之燥咳。

湿性咳嗽

咳嗽伴有痰液时称为湿性咳嗽，呼吸道在正常情况下有少量分泌物，当呼吸道发生炎症时，分泌物大量增加。所以湿性咳嗽常见于呼吸系统的各种感染性疾病。在中医学中，湿性咳嗽多由痰湿、痰热阻肺引起。

咳嗽出现的时间与节律

发作性咳嗽

发作性咳嗽是一种发作形式的描述，发作时咳嗽声比较连续，大部分和以下原因有关：一些病毒和细菌引起气道的高反应性，或者哮喘患者接触一些过敏原或者冷热刺激之后。出现这些情况也不要着急，饮食均衡，确定病因，进行相应的对症治疗，大部分患者都可以控制住发作性咳嗽。

咳嗽出现的时间与节律

长期慢性咳嗽

多见于慢性支气管炎、支气管扩张、慢性肺脓肿、空洞型肺结核等慢性呼吸道疾病。

清晨起床或夜间卧下时咳剧

见于慢性支气管炎、支气管扩张、肺脓肿。患者往往于清晨起床或夜间卧下时（即改变体位时）咳嗽加剧，并继而咳痰。

夜间咳痰明显

入夜咳痰比较明显，可见于慢性心功能不全和肺结核等患者，可能与夜间迷走神经兴奋性增高有关。

咳嗽的音色

咳声嘶哑

是声带发炎或肿瘤所致，可见于喉炎、喉结核、喉癌等。

犬吠样咳嗽

咳嗽声音如犬吠，多见于会厌、喉头疾患或气管受压。

咳声低微

咳嗽声音低微，多属极度衰弱或声带麻痹。

金属音调咳嗽

可由于纵隔肿瘤、主动脉瘤或支气管癌等直接压迫气管所致。

水肿

在正常人体中，血管内液体不断从毛细血管小动脉端滤出至组织间隙成为组织液，另一方面组织液又不断从毛细血管小静脉端吸收至血管中，两者经常保持动态平衡，因而组织间隙无过多的液体积聚。若由于各种原因，打破了这种动态平衡，人体组织间隙有过多的液体积聚时称为水肿。

水肿是许多疾病的症状之一，水肿可分为全身性水肿和局部性水肿。此外还有一类功能性水肿，此类水肿虽表现为水肿，但各种化验和检查结果均正常，且不影响人体健康。

🔍 局部性水肿

水肿局限于下肢、眼睑或其他局部，称为局部性水肿。

生理性局部水肿

旅行者水肿

见于久走或久立者，也见于长期乘坐长途列车的旅客。这是由于下肢长时间处于下垂状态，下肢静脉血回流会受影响，导致下肢水肿。

肥胖性水肿

见于肥胖者，水肿部位多位于下肢。这是因为肥胖者皮下脂肪丰厚，浅静脉易扩张，毛细血管通透性增加，静脉回流受阻，再加上肥胖之人不爱活动，减少了肌肉运动对静脉血回流的协助作用，使下肢静脉压升高，水肿便会发生。

晨起眼睑水肿

有的人晨起眼睑水肿，起来活动后水肿逐渐消失，且各项检查均正常。其出现的原因是睡眠时眼睑活动减少，血流缓慢，局部毛细血管渗透压增加，液体从血管进入疏松的眼睑组织而引起水肿。

特发性水肿

特发性水肿的病因目前尚未完全弄清，但从病理和生理的角度来说这是一种水盐代谢紊乱。特发性水肿大多无严重后果，病情常周而复始，一般不会有明显的进展。此病多偏爱女性，发病女性多处于育龄期，年龄 20～50 岁。经休息、平卧后水肿可减轻。患者常有自主神经功能失调，可有程度不同的神经过敏、情绪不安、多汗、潮热等表现，部分患者可伴有直立性低血压。

月经前水肿

约 25% 的妇女于经前 10~14 天出现轻度水肿，可伴乳房胀痛及下腹沉重感，月经后水肿自然消退。

病理性局部水肿

局部水肿伴红、热、痛

　　多见于局部炎症引起的水肿，罹患部位潮红、灼热、疼痛。

局部水肿伴发凉、静脉曲张

　　这是由于局部静脉血回流受阻所致。可见于上腔静脉阻塞综合征、肢体静脉血栓形成、血栓性静脉炎、下肢静脉曲张等。

局部水肿伴患处皮肤粗糙、增厚

　　主要见于丝虫病。这是由于丝虫病引起淋巴回流受阻所致。表现为患部皮肤粗糙、增厚，如猪皮样，并起皱褶，皮下组织也增厚。

突发、无痛的局部水肿

　　突然发生的、无痛的、硬而有弹性的局部水肿，多见于面、舌、唇等处，是血管神经性水肿的特点，属变态反应疾病范畴，患者往往有某些药物和食物过敏史。

手术后局部水肿

　　一些病人手术后出现手术侧肢体肿胀，这是由于手术后局部淋巴回流受阻所致。

🔍 全身性水肿

全身性水肿指全身血管外的组织间隙中有过多的体液积聚，为临床常见症状。中医学认为，水肿是全身气化功能障碍的一种表现，与肺、脾、肾、三焦密切相关。从现代医学来看，可见于以下几种疾病。

心源性水肿

心源性水肿的临床表现为，水肿首先出现于身体下垂部分，继而逐渐出现全身性水肿，伴有颈静脉怒张、肝肿大、静脉压升高、胸腹水等。

在临床上肺心病、高血压性心脏病等各种原因导致右心功能不全时，均可出现心源性水肿。

肾源性水肿

肾源性水肿多从眼睑颜面开始而延及全身，发展常较迅速，水肿软而移动性较大。伴有其他肾病病征，如高血压、蛋白尿、血尿、管型尿、眼底改变等。

多由急性肾小球肾炎、肾病综合征、高血压病、糖尿病等疾病引起继发性肾病所致。

专家提示

发生水肿时应及时至医院就诊，查明原因，在医生指导下治疗。当发生肾源性水肿时，进食过多的蛋白质，只会增加肾脏负担，加重病情。

肝源性水肿

失代偿期肝硬化水肿主要表现为腹水，也可首先出现踝部水肿，伴有肝掌、蜘蛛痣、肝区隐痛、乏力、面色晦暗黝黑、食欲减退，进食后饱胀、恶心、呕吐、门脉高压等症状。

营养不良性水肿

水肿常从足部开始逐渐蔓延到全身，伴面色苍白、乏力，查血则血浆白蛋白含量下降。见于慢性消耗性疾病，长期营养缺乏、蛋白丢失性胃肠病、重度烧伤等所致低蛋白血症，或 B 族维生素缺乏。

药物性水肿

可见于服用泼尼松、可的松、避孕药、胰岛素、甘草制剂、吲哚美辛（消炎痛）等药物的疗程中，停药后水肿会逐渐消退。

黏液性水肿

黏液性水肿是由各种原因引起甲状腺功能不全，导致甲状腺素缺少或甲状腺激素抵抗，面部出现蜡样水肿。多见于甲状腺自身免疫性疾病、因甲亢甲状腺切除过多或放疗破坏太多者。常伴有其他内分泌疾病。

黏液性水肿的特点是水肿处皮肤苍白或蜡黄，按压而不凹陷，颜面及下肢出现水肿，严重时累及全身，同时伴无力、畏寒、皮肤干燥、毛发脱落、反应淡漠、便秘、贫血、性欲减退、女性月经紊乱。